でんたる
こみゅにけーしょん
－歯科医療面接総論－

山田隆文

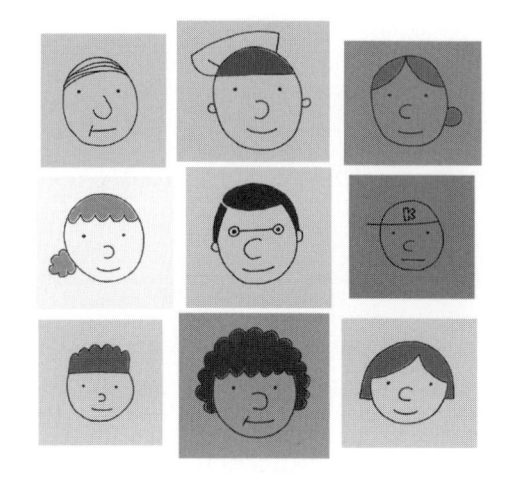

株式会社 学建書院

はじめに

　近年，医療面接（Medical Interview）という聞き慣れない言葉が，使用されるようになりました．医療面接はわが国でも医学・看護教育などにまず導入され，ようやく歯科医療教育にも取り入れられはじめています．
　医療面接は，カウンセリングで用いられる面接技法というテクニックを，医療などの現場で応用したものです．そこには，医療は病気だけを診るものではなく，病気を有する人の心身すべてを包括的に診ていこうという考え方が背景にあります．単に病気だけを治療するという考え方から，それを有する患者自身の心の問題にも解決を与えようという心理社会的なアプローチ（全人包括医療モデル）への転換という言葉でも表現されています．これは，ヒポクラテスやナイチンゲールの慈愛に満ちた医療への回帰にほかなりません．
　歯科医療は特異な分野で，疾病を治す医療と，歯の喪失によって失われた機能を回復するリハビリテーションの両面を併せもっています．同時に，目に見える部分であり，審美性もまた重要な要素になります．しかし，「戦場に英雄はたくさんいても歯科医の診療台にはひとりもいない」といわれるように，心理面・費用面からも敬遠される悪役の代表例です．私たち歯科医療従事者が相手にするのは，むし歯や入れ歯ではなくて，その歯をもって食事をし，話し，笑顔をつくりだしている患者さんという人間そのものであるということを，もう一度思い出してみましょう．
　医療面接の前提にあるものは，医療従事者も患者も同じ人間だという基盤で，そのうえではじめて正しいコミュニケーションが成り立つのです．しかし，現実では，これが思ったよりも困難なことに気がつくと思います．歯科医療面接（Dental Interview）の意義は「歯を診て人を診ず」から「人を診る」への歯科医療人の意識そのもののシフトにほかならないのです．「治してあげる」から「May I help you?」へ，医の視線から患者の視線への変革なのです．しかし，そのためには，私たち歯科医療従事者自身の努力と勇気も必要になります．
　医療面接技法は，古いタイプの問診とインフォームド・コンセントをつなぐためのコミュニケーションのテクニックです．患者の権利と自由を擁護する医療倫理的な概念とともに，情報を伝えること・情報を受け取ること・相互に理

解することを三大原則とする「意思の疎通をはかる」コミュニケーションという二つを背景に，医療面接者と患者が，対等の立場でお互いを理解し合おうと努めるところからスタートします．

　カウンセリングは心理面を中心にサポートしますが，医療では同時に身体症状の正確な把握が重要となります．患者さんの感情や心理的背景に気をつけながら，診断から治療へと至る医療行為というクリアで冷静な判断力が必要とされるのです．カウンセリングでは，身体への不可逆的な治療は行いません．しかし，歯科治療では抜歯をしたり，歯を削るという不可逆的な治療行為が必須となってきます．一方で，心の問題というと，どうしても私たち医療従事者は敬遠をします．しかし，医療の現場では，医療と心の問題の微妙なバランス感覚を身につけることが求められるのです．

　これまでも，医療面接に関する教科書は多くあります．また共用試験など，OSCE（Objective Structured Clinical Examination：客観的臨床能力試験）でも取り入れられ，ボランティアの模擬患者 SP（Simulated patients：模擬患者・Standardized patients：標準模擬患者）を利用した実際の問診過程の実習マニュアルなどは，すでに体系化がはじめられています．

　しかし，医療面接は，マニュアルがあるからできるという，形だけのものではありません．達磨大師が「不立文字・教外別伝・直指人心・見性成仏」といったように，悟りの心は文字では伝えられないのです．まさに，医療面接で掲げられている感情への配慮や共感というキーワードのように，心で伝わるのです．

　共感とは何か，私たちが配慮すべき感情とは何か，私たち医療従事者の態度などについては，これまであまり詳しい解説がされていません．なかなか文章にしたり，言葉で伝えることがむずかしいからです．なぜなら，実際には，臨床の現場で，患者さんを先生として経験しながら学んでいくものだからです．ベテランの医療従事者はそういったものを自然に身につけていったのです．

　そんな意味で，この本の目的は，なるべく言葉にできない部分を伝えられるように，医療面接技法へ至る以前の歯科医療従事者としてのベースとなる意識や態度について補完し，歯科医療への対応の仕方などを中心に解説を行ってみたいと思います．

目　次

はじめに

歯科医療面接技法総論

第1章　コミュニケーション……………………2
1：コミュニケーションとは………………………2
2：コミュニケーションの成立要件………………3
3：医療現場におけるコミュニケーションの特殊性………8
4：コミュニケーションの方法……………………9

第2章　医師・歯科医師と患者の関係…………12
1：倫　理……………………………………………12
2：医師－患者関係の歴史…………………………16

第3章　指導・コンサルテーション・カウンセリング……36
1：共通点と相違点…………………………………36
2：指導（guidance）………………………………38
3：コンサルテーション（consultation）…………40
4：カウンセリング（counseling）…………………41

第4章　医療面接…………………………………42
1：医療面接…………………………………………42
2：医療面接の意義…………………………………44
3：医療面接の3つの役割軸………………………46

歯科医療面接技法各論

第1章　面接の準備………………………………54
1：医療面接の前に注意すること…………………54

2：面接場所の設定 ････････････････････････････････55
　　3：見だしなみ ････････････････････････････････････59
　　4：小 物 類 ･･････････････････････････････････････62
　　5：医療面接者と患者の位置関係 ････････････････････64
　　6：アイ・コンタクト（視線・目線） ････････････････69
　　7：ボディランゲージ（Body language：身体言語） ････70
　　8：話 し 方 ･･････････････････････････････････････72
　　9：プライバシーへの配慮 ･･････････････････････････73
　　10：その他のポイント ･･････････････････････････････73
　　11：医療面接の導入 ････････････････････････････････74

第2章　傾　　聴 ････････････････････････････76
　　1：聴く・聞く・訊く ･･････････････････････････････76
　　2：傾聴とは ･･････････････････････････････････････77
　　3：傾聴に必要なテクニック ････････････････････････79

第3章　基本的な質問法 ･･････････････････････88
　　1：質問法とは ････････････････････････････････････88
　　2：開かれた質問（Open-ended question） ････････････90
　　3：閉じた質問（Closed question） ･･････････････････92
　　4：開かれた質問と閉じた質問の使い分け ････････････93
　　5：その他の質問法 ････････････････････････････････95
　　6：悪い質問法 ････････････････････････････････････96

第4章　医療面接における医師の好ましい態度 ･････98
　　1：医療面接者と患者の関係 ････････････････････････98
　　2：好ましい態度 ･････････････････････････････････100
　　3：好ましくない態度 ･････････････････････････････104

第5章　医療面接を妨げる因子 ･･･････････････110
　　1：なぜ，患者さんの話を傾聴できないのか ･････････110

2：医療面接を妨げる因子の分類 ････････････････････････ 114
　　3：医療面接を妨げる心理的な問題点 ････････････････････ 122

第6章　医療面接の流れ ･･････････････････････128
　　1：病歴の聴取＝問診とは ････････････････････････････ 128
　　2：患者を理解するためのテクニック ････････････････････ 129
　　3：まとめと診察への導入（会話の交通整理） ････････････ 132
　　4：患者教育と治療への動機づけ ･･････････････････････ 135
　　5：医療面接の終わりに ･･････････････････････････････ 137
　　6：医療面接の流れ ････････････････････････････････ 138

応用編

第1章　共　　感 ･････････････････････････････140
　　1：共感・同情・同感と感情移入 ････････････････････････ 140
　　2：共感・感情の理解を伝える5つの技法（Cohen-Cole）････ 143
　　3：感情の明確化ということ ･･････････････････････････ 146
　　4：共感のトレーニング ･･････････････････････････････ 148

第2章　感情とは何か？ ････････････････････････150
　　1：感情を紐解く ････････････････････････････････････ 150
　　2：恐れ（Fear） ････････････････････････････････････ 156
　　3：怒り（Anger） ･･････････････････････････････････ 160
　　4：嫉妬（Jerousy） ････････････････････････････････ 164
　　5：喜び（Joy） ････････････････････････････････････ 166
　　6：同情（Compassion） ････････････････････････････ 167
　　7：情熱（Passion） ････････････････････････････････ 168
　　8：受容・慈愛（Acceptance・Affection：Unconditional love）････ 169
　　9：悟り（Enlightenment） ･･････････････････････････ 170
　　10：恐れは変化する？ ･･････････････････････････････ 171

第3章　歯科医療従事者の自己マネージメント ········ 172

　　1：自己マネージメントとは？ ························ 172
　　2：自己マネージメントとキャリブレーションの方法 ········· 174
　　3：医療面接に役立つ本 ····························· 176
　　4：医療面接に参考となる映画 ························ 177

実 習 編

歯科医療面接技法の練習 ····················· 180

　　1：歯科医療従事者のイメージ ························ 180
　　2：実習の方法 ···································· 181
　　3：討論の方法 ···································· 182
　　4：歯科医療面接の準備 ····························· 184
　　5：話し方の練習 ·································· 185
　　6：ボディランゲージの練習 ·························· 185
　　7：歯科医師のボディランゲージ ······················ 186
　　8：医療面接の導入法 ······························· 186
　　9：受動的傾聴のテクニック（沈黙・うなずき・あいづち） ····· 188
　　10：能動的傾聴のテクニック（促し・繰り返し・明確化・要約） ·· 190
　　11：質問法（Open to Closed Cone） ····················· 191
　　12：共感を示す話し方 ······························ 192
　　13：要約と確認 ··································· 193
　　14：インフォームド・コンセント ······················ 193
　　15：総合練習 ···································· 193
　　16：討論とフィードバック ··························· 193

　　　　　参考文献 ····························· 194
　　　　　あとがき ····························· 199

歯科医療面接技法総論

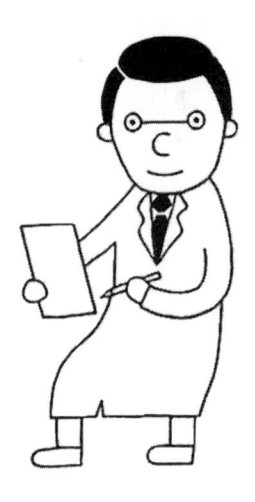

第1章
コミュニケーション

1　コミュニケーションとは

1）コミュニケーション

　人と人が理解し合うためには，お互いが理解する必要があります．そのために必要な手段の一つがコミュニケーションです．

　それでは，コミュニケーションとは何でしょうか．私たちは，毎日，誰かとコミュニケーションをとっています．しかし，ゆっくりと，それについて考えてみたことはありません．多くの場合，私たちが意識して考えなくても，自動的にコミュニケーションは進行していくのです．あえて，私たちが問題を感じるのは，慣れない英語で話さなくてはならないときや，人前でスピーチなどをしなくてはならない状況に陥ったときでしょう．

　コミュニケーションとは，意思の疎通をはかることです．コミュニケーションという言葉の起源は，共同体を意味するコミューンであり，共通のという意味のコモンにさかのぼります[注1]．コミューンとは，人々の集まりです．コモンは共通のという意味ですので，この場合の集まりは，共通の考え方や言語や認識をもった人々ということになります．

　それでは共通の認識をもつためには，何が必要でしょうか．そこには当然，生活習慣や信条背景や民族など，いろいろな因子があると思います．しかし，それ以前に「意思の疎通をはかること」が重要なのです．聖書にあるバベルの塔の逸話では，神の怒りに触れた人々のそれぞれの言語が変えられてしまい，意思の疎通ができなくなりました[注2]．私たち，医療従事者も患者もまた同じ人間です．ですから，私たちと患者さんの間に共通の言語が必要なのです．

[注1] communicationという言葉の起源は，comun（commune）＜common．ランダムハウス英語辞典　1999年版．小学館．東京
[注2] 旧約聖書　創世記10.11．

2）歯科医療の現場でのコミュニケーション

　歯科医療の現場も，コミュニケーションの一つの場であることには，疑いの余地がありません．ただ，その対象が，歯科医師や歯科衛生士と，患者という関係になっただけなのです．そして，コミュニケーションを行う場所が歯科診療所や病院だということなのです．

　ただし，この，病院や歯科診療所という特殊な環境がつくり出している前提条件を忘れて，その上に胡座(あぐら)をかいてしまうことが，これまでの古いタイプの歯科医師－患者関係をつくり出してしまいました．

　むし歯も歯槽膿漏も生きている人間にできます．その人間は，痛みを感じ，同時に，恐れや不安という感情も感じています．歯科医師も，歯科衛生士も歯科技工士も歯科助手や受付事務も，また，同じ感情を感じている人であるということを忘れてはなりません．それが，たまたま歯科医院の門をくぐったことで，歯科医師と患者という役割を分担した関係になっただけなのです．白衣を脱いで一歩外に出れば，まったく別の立場になるのです．

　共通の言語で話す．これが，人と人とのコミュニケーションの基本です．
　歯科医療の現場で必要なことも，また同様なのです．

2　コミュニケーションの成立要件

1）コミュニケーションの3つの条件

　意思の疎通をはかるためには，以下の3つの原則があります．
① 情報を伝えること
② 情報を受け取ること
③ 相互に理解すること

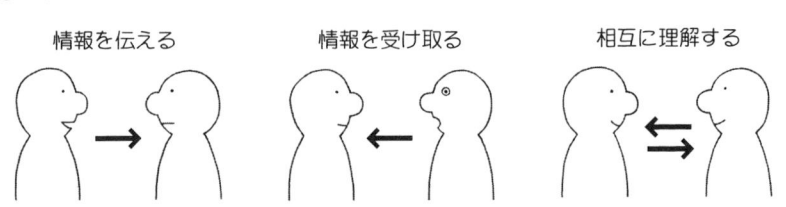

情報を伝える　　情報を受け取る　　相互に理解する

2）情報を伝えること

	相手を特定しない	特定の集団に	相手を特定する
情報を伝える	新聞・テレビなど ニュースなどの報道番組 広告・看板 インターネット 本・雑誌などの出版物	特定の視聴者を想定したテレビ番組 （アニメ・放送大学など） バーゲンセールの広告など 特定のサイト 専門書（医学専門書など）	手紙 はがき eメール 携帯メール
情報を受け取る	情報の受け取りは自由 多くの情報のなかから，必要なものだけを受け取ればよい しかし，選んだ本人に責任が生じる 情報発信者の意図を見抜く目も必要になる		必ず受け取る

情報を伝えることとは，情報を発信することです．自分の考えていることを何らかの方法で伝えようとすることです．これには，いろいろな方法があります．

① 相手を特定しない

相手を特定しないで，不特定多数の人に情報を発信したい場合があります．
しかし，情報の発信者には情報を受け取る相手が見えません．どのような相手に，どのように受け取られているか，というフィードバックが非常にむずかしくなります．テレビ番組などが視聴者のアンケートを求めたり，視聴率などを気にするのは，このフィードバックを得たいからです．また，同じ情報でも，見た側の生活信条背景などの影響を受けて，本来の意図とは異なった（ときには誤解を招くような）受け取られ方をする危険性もあるのです．

② ある特定の集団に対して

たとえば，テレビや新聞や本などでも，不特定多数ではなく，視聴者層や購買層を考えた情報発信が行われる場合もあります．

③ 相手を特定する

ときには，意図的に相手を特定して情報を発信する場合があります．手紙やはがきなどは，まさにそのよい例でしょう．

3）情報を受け取ること

　情報を受け取るということは，情報を受信することです．これも，情報の受け取り手の考え方で違いがでてきます．

① 相手を特定しない情報源から
　本やテレビなどから情報を受け取る場合は，受け取り手である私たちが，氾濫した情報の洪水のなかから，自分に必要な情報だけを探す必要があります．と同時に，情報発信者側の意図も見抜かなくてはなりません．テレビショッピングなどで，なぜ商品が飛ぶように売れるのかという背景には，受け取り側の問題点も隠されているのです．ここに「お任せ医療」などの古い医師－患者関係の問題も潜んでいます．
　情報の受け取りについては，受け取り側に自由意志があります．見たいテレビ番組にチャンネルを合わせ，見たい本を開けばよいのです．見たくないという選択肢もありますので，スイッチを切り，本を閉じればよいのです．一方で，自由意志の背景には，情報を受け取る側の自己責任が生じてきます．この，自分に必要な情報と必要でない情報，信ずべき情報と怪しい情報の取捨選択は，個人の判断力が基本となっているからです．
　しかし，この考え方は，まだ医療の分野では十分に浸透していません．インフォームド・コンセントの理念が，患者の自由意志と自己決定権に基づいていることは確かです．しかし，インフォームド・コンセントの問題点の一つは，医師や歯科医師に説明された情報が，はたして患者さんに受け取ることができるかということにあるのです．そして，それが患者さんにとって必要な情報であるのかどうか，患者さんにどこまで責任を負わせることができるかどうかなのです．

② 相手を特定した情報源から
　特定の相手から発せられた情報を受け取る場合もあります．手紙やインターネットなどのメールもその一つです．こういったメッセージには，特定の個人に対する情報が含まれています．

4）相互に理解すること

　私たちは小鳥のさえずりを聞いていますが，メッセージの意味を理解していません．

　相互に理解するには，情報が発信され，それが伝えられ，正しく伝わり，情報が受け取られ，そして，その内容が理解されなければならないのです．情報が発信されても，それが相手に受け取られなければ意味がありません．また，受け取られても，相手にわからないメッセージでは意味がないのです．それは雑音ですし，不必要な広告やダイレクト・メールなどです．

　意味が伝えられなければ，受け取り側には，何の反応も起こりません．反応が起こることで，受け取り側のフィードバックが起こります．情報を得た受信者の反応が誘因となり，新たな情報が発信され，それがまた伝えられ，新たな反応を呼び起こし，情報のキャッチボールがつづきます．

　情報を一方的に与えることは，コミュニケーションではありません．情報を一方的に受け取ることも，コミュニケーションではありません．コミュニケーションとは，双方向の意思の伝達のキャッチボールなのです．

　情報の発信は，遠投のようなものです．届かなくても，相手のいない遠くにボールを投げてもしかたがありません．情報の受信は，バッティングセンターのようなものです．といっても，すべてのボールを打ち返せるとは限りません．キャッチボールでは，相手のいる場所にボールを投げなくてはなりません．

　この簡単なことが医療の現場で行われていません．私たちは，患者さんのいないところにボールを投げます．なぜかむずかしい医学用語の入った，患者さんの取れない速いボールを投げます．ときには，ぞんざいな態度などという変化球も使用します．子供とキャッチボールをするときには，まず，緩いボールからはじめますね．同じことを，医療の現場で行えばいいだけなのです．患者さんが受け取れない威圧的態度や，医学用語を使用しなければよいのです．

　コミュニケーションを行うためには，相互に理解することができる通信であるということが重要なポイントになります．医療面接でのコミュニケーションの重要性は，情報を伝達する相手がそこに存在し，かつ，双方向のコミュニケーションであるというところにあるのです．

5）双方向コミュニケーションが成り立つ前提

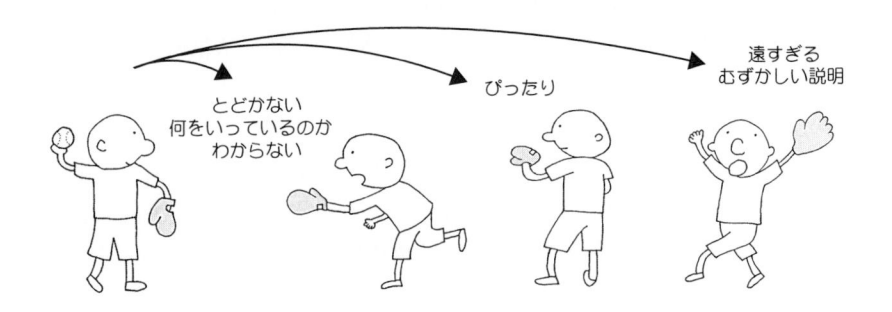

コミュニケーションの成り立つ大前提の要件には，以下の2点があります．
① 相手の話を理解しようと努める
② お互いが共通の立場と認識で話す

　医療の現場では，目の前に患者という特定の相手が存在します．そして，そのコミュニケーションの相手が「痛み」などの病状とともに，歯科医療に対する「恐怖」や「不安」といった感情ももち合わせています．

　患者さんは，医師や歯科医師の言葉を必死で聴こうとしています．なぜなら，自分の生命に関わる重大な情報だからです．聞けない・興味がない・焦点がぼやけた話などでは情報の伝達には不十分です．

　相手の話を理解しようと努めるとは，話を聴こうという態度そのものです．これは，カウンセリングの基本テクニックである傾聴という方法です．医療従事者が患者さんの声に耳を傾けなければ，それは成り立ちません．

　お互いに共通の立場と認識で話すとは，コモンに由来します．しかし，歯科医師と患者は，はじめから共通の立場と認識ではありません．病気の痛みや悩みを抱えた人を，治す能力をもった人が応対しますので，患者さんははじめから歯科医師よりも不利な立場からスタートするのです．

　これを同じ高さにする方法の一つが，医療面接なのです．医療面接の究極的な目標は，まず私たちが腰を落として患者さんのところに歩み寄り，サポートしながら患者さんが自分の健康を自分で守れるところまで引き上げる（行動変容を促す）ことにあるのです．

3　医療現場におけるコミュニケーションの特殊性

　コミュニケーションの基本は，医療現場でも同じです．

　患者さんと意思の疎通をはかるためには，情報を伝え，情報を受け取り，相互に理解するという3つの原則があります．患者さんが身体の不調を訴え，医師がその情報を受け取ります．問診という情報交換を経て，病状や治療法を伝え，患者さんがそれを受け取り，治療法を選択します．そして，相互の理解をもとに治療へと至ります．さらに，患者さんがその治療と結果に満足するというステップを経て，最終的に対価として診療報酬の支払いに至り，完結します．

　医療面接の前提として，医療側と患者さんとの間には，共通の認識の上に成り立った共通の言語が必要になります．医師が医学用語で情報発信しても，患者さんには理解できませんので，相互の理解がありません．共通の言語という前提のうえで，お互いの理解が生まれて，医療の現場でのコミュニケーションが進行します．日本語と英語でコミュニケーションができないように，医学的な専門用語を話す人と，医学用語をまったく知らない人との間で，正常なコミュニケーションができないのは当たり前です．まさに，医師と患者は異文化コミュニケーションなのです．日本語と英語に通訳が必要なように，医学用語と一般の言葉にも通訳が必要です．しかし，医師や歯科医師が6年間，歯科衛生士が2〜3年間学んできた医学用語を，まったくの素人に理解しろということは不可能に近いのです．歩み寄るのは，私たち医療従事者自身なのです．

　患者さんは，病院や主治医を選び，自分の病状や治療法を正しく知る権利があります．同時に，私たちは患者さんの主訴を把握し，その奥に隠された本当のニーズを理解する義務があるのです．

　最も重要な点は，患者さんが目の前に存在し，なおかつ，双方向コミュニケーションが必要であるという点です．ですから，私たちは患者さんの前から逃げるわけにはいきません．医療現場は，私たちと患者さんの人生そのもののぶつかり合いの場なのです．

4　コミュニケーションの方法

1）コミュニケーション方法の分類

　コミュニケーションの方法には，さまざまなものがあります．
　一般的には，言語によるコミュニケーション（verbal communication あるいは linguistic communication）が中心になります．
　しかし，実際のコミュニケーションの現場では，必ずしも言語は必要ないことも多いのです．表情や仕草などによるボディランゲージ[注3,4]と呼ばれる非言語的なコミュニケーション（nonverbal communication あるいは nonlinguistic communication）や，その言葉の微妙な表現方法という準言語的なコミュニケーション（paralinguistic communication）も重要になってきます．私たちは言葉のみならず，その言葉の発せられる環境や，微妙なイントネーションや微妙な行動などから，相手の意思を受け取っているのです．しかも，情報の受け取りに費やされる時間は，非常に短いものです．
　さらには，共感と呼ばれる心によるコミュニケーションが行われています．
　また，人には本音と建て前があり，現実社会のコミュニケーションでは，必ずしも言語によるコミュニケーションと非言語的なコミュニケーションが一致しているとは限らない場合も多いのです．むしろ逆に，本来の意図を覆い隠すために大げさに非言語的なコミュニケーションが用いられることもあります．ときには，医療面接者にも患者さんにも，裏面交流[注5]と呼ばれる，言葉と裏腹のアクセントやイントネーション，仕草などがみられることもあるのです．そのなかから本質を見抜くトレーニングも必要になります．それを培うものは，柔軟で幅広い人間性なのです．

[注3] body language：D. Archer：ボディ・ランゲージ解読法．誠信書房．東京．1998
[注4] 工藤力：しぐさと表情の心理分析．福村出版．東京．1999
[注5] 交流分析などで，言葉とは裏腹の仕草や行動などでメッセージを出すこと．

2）分 類

① 言葉（言語）によるコミュニケーション

話し言葉によるコミュニケーション（音声や聴覚を利用する方法）と書き言葉によるコミュニケーション（視覚効果→文字やイラストなどの認識による方法）があります．

			目的意識	キャッチボール	自由度	相手の表情	言葉のニュアンス
話し言葉	相手が前にいる	相手と向かい合って	◎	◎	◎	◎	◎
		学校の授業	◎	△	×	◎	◎
		講演会	◎	△	△	◎	◎
		街頭演説	×	×	×	◎	◎
		腹話術	◎	×	◎	◎	◎
	相手が前にいない	電話	◎	◎	×	◎	◎
		テレビ放送	◎	×	×	◎	◎
		ラジオ	◎	×	×	×	◎
		映画	◎	×	×	◎	◎
		ビデオ	◎	×	×	◎	◎
		案内放送	△	×	×	×	△
書き言葉	特定の相手に対して	手紙・はがき	◎	◎	×	×	×
		電報	◎	×	×	×	×
		eメール	◎	◎	×	×	×
		交換日記	◎	◎	×	×	×
		ダイレクトメール	◎	×	×	×	×
	不特定の相手に対して	書物	◎	×	◎	×	×
		インターネット	◎	◎	◎	×	×
		パンフレット・カタログ	◎	×	◎	×	×

② 準言語的なコミュニケーション

これは，アクセントなどの話し方に関するものです．

声の大きさ	大きければ，威圧感などに通じる．一方，小さい声は自信のなさの現れ．相手に聞き取れないほどでは問題である
声の高さ	高すぎる声は少し，聞き取りにくいかもしれない．低い声は脅しのように，威圧感のある場合もある
声の音色	澄んだ声は好感があり，濁った声は威圧感のある場合もある
声の抑揚の有無	アクセントやイントネーションがないと，コンピューターの声のようで，感情がこもっていない感じがする．逆に強すぎる場合には，威圧感のある場合もある．語尾が小さくなると自信のなさの現れ
しゃべる早さ	早すぎるとせっかちな感じで，聞き取りにくい．ゆっくりすぎる場合には使い方によっては，相手に馬鹿にされている感じを与える
間の取り方	間がないとせっかちな感じで，聞き取りにくく，間が長いと朴とつとしてよいこともある．逆に，長すぎると咬み合わない
リズム	よいと話を聴きやすいが，悪いと聴きにくい
発音の明瞭度	不明瞭だと相手のいっていることを聴き取れない
口の開き方	大きいと威圧感のある場合もあり，小さいと聴きにくい．また，歯を食いしばって話すのは悔しいときや怒っているときなどの話し方

③ ボディランゲージ

顔の表情，視線，行動，仕草など，コミュニケーションを行う際の距離，コミュニケーション相手との水平的・垂直的位置関係，接触の有無，特殊な方法（行動や物や特別なイラストを使うなど）があります．

表情	笑顔	受容的な雰囲気．しかし不自然な笑いは警戒心を
	しかめっ面	受け入れられていないという，疎外感を感じる
視線	目を見続ける	欧米人では日常，日本人は不慣れ，逆に警戒心を起こす
	ときどき目を見る	話の重要なポイントでアイコンタクトを取ると話しやすい
	横目で見る	流し目はよいイメージだが，あまり好ましくない
	目を上に逸らす	嘘をついたり，何か都合の悪い状況に陥ったとき
	目を横に逸らす	時計や他のものに目を向けた場合には，話を聴いていない
	目を下に逸らす	自分の意見をいいにくいときなど．カルテの記載などは可
仕草	オープン	身体を開いて，受け入れているという合図
	腕を組む	典型的な防御の現れである．話を聴きたくないという合図
	足を組む	これも，防御の姿勢である
水平的距離	遠い	話しにくい
	ちょうどいい	日本人では，1メートル前後がよい．個人差がある
	近い	初対面の人では，威圧感を感じて話しにくい
垂直的距離	高い	上からものをいわれるのは威圧的である
	同じ高さ	最も望ましい高さである
	低い	必要以上のへりくだりは，逆に軽蔑感などを感じる
位置関係	正面	交渉ごとなどには効果的である
	90度法	心理的な逃げ場もあり安全と感じる
	横	恋人など親密な状況．初対面からはなれなれしすぎ
接触	握手	あいさつとして一般的
	肩に手を置く	親密の現れ．初対面からは警戒心．日本人には不向き
	頭をなでる	子供などには効果的

④ 心によるコミュニケーション（音楽や絵画などの芸術）

⑤ 特殊なコミュニケーション（心と行動の不一致）

言葉・行動と心が必ずしも一致するとは限りません．俳優・声優などは心とは別に，自由にいろいろなものを演じることができます．また，スチュワーデス，ホテルマンなども，心の中の問題を出さずに，お客様に不快な感じを与えないようにするプロ意識をもち合わせています．逆に，詐欺師，街頭のキャッチセールスなど，明らかに物を売りつけようとか，だまそうという意図がみえているにも関わらず，笑顔を振りまき，軽快な言葉でしゃべることもあります．

⑥ 異種間コミュニケーション（人と動物など）

第2章
医師・歯科医師と患者の関係

1 倫　　理

1) 倫理とは

　倫理とは，人が集団として社会生活を営むうえで，習慣から生まれた最低限の規範[注1]（ルール[注2]）です．そして，個人の内面（心理・精神面）を中心とした自律的な規範（不文律[注3]）です[注4]．

　これは，人は皆，自由であるという出発点からはじまります．

　原始の時代，まだ人が少なかったころは自由でした．そのテリトリー[注5]が重複することはなかったからです．しかし，人が多くなることで，そのテリトリーがぶつかってきます．原始の時代，食糧の不足は生命にかかわる危険でした．もし，お互いのテリトリーが接触すると，動物の世界では，ときには命のやりとりに発展する縄張り争いがはじまってしまいます．当然，人も抗争を選ぶ時期がありました．人と人，集落と集落，村と村，街と街，都市と都市，国家と国家など，現在までの人類の歴史を紐解いてみればたくさんの事例があります．

　しかし，人は考える力をもっていたのです．人は自由である．これは事実であり，守られるべき権利です．でも，個人の自由を尊重するためには，ほかの人の自由を奪ってはいけない．これが，不文律として発明されたのです．

　倫理の規範とは，人がお互いの自由を尊重するために生じる最小限の権利と義務なのです．

[注1] norm（独）．のり．手本．模範．哲学的には，則(のっ)るべき規則．判断・評価または行為などの拠るべき基準．（広辞苑第四版．岩波書店．東京．1991）
[注2] rule：スポーツなどの決まりごとという意味でも使用されるが，慣習的なものばかりでなく，主権者などによる権力の行使の意味もある．
[注3] 暗黙の了解事項となっているきまり．不文法．文書によって制定されることなく成立した法や規律．慣習法や判例法など．（広辞苑第四版．岩波書店．東京．1991）
[注4] 医療倫理Q&A刊行委員会編：医療倫理Q&A．太陽出版．東京．2001
[注5] territory：生存のために食物を得たり確保するための空間であり時間であり，さらに，ほかからの個体の進入を防ぐための安全が確保された領域．

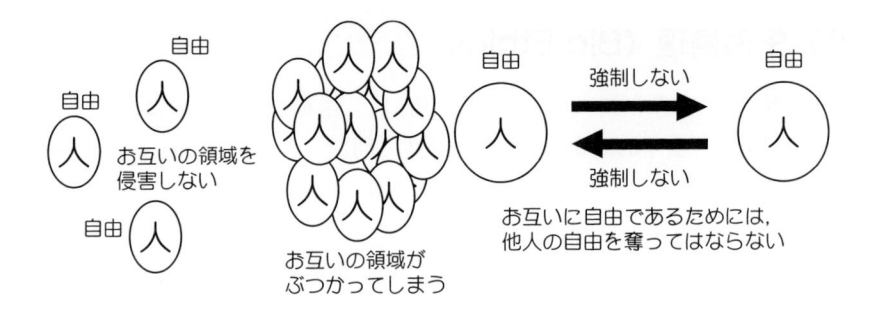

2）道　徳

道徳も基本的には倫理と同じ意味です．とくに，内面的なものを重視する倫理とは異なり，道徳では，立ち居振る舞いなどの礼儀作法という，行為・行動の外的側面を重視していることが特長です．

3）法

一方，法もまた，倫理と同じように社会規範としての根本は同じです．しかし，最大の違いは，誰でも読める文字の形で成文化[注6]されたという点です．法は，明文化[注7]された倫理の最小限エッセンスなのです．

文章化によって，法は社会としての秩序と安定を維持し，外的に現れた物事の処理を可能にし，強制力をもつところが，明文化されていない倫理との絶対的な差ということになります．倫理との最大の相違点は，明文化されたことにより，誰でも共通の基盤に立つことができるという利点の裏側に，罰則を伴う強制力を生み出すという欠点を生じさせてしまったことです．かつて，ソクラテスが「悪法も法は法」といったように，法をつくることにより，その法を遵守しなければならないという拘束力を生じさせてしまうのです．また，もう一つの欠点は，細分化され複雑になり，逆に，一般人には難解になってしまったという点にあります．

[注6] 文章に書き表すこと．またはその文章．（広辞苑第四版．岩波書店．東京．1991）
[注7] 話の内容をあきらかに条文に書き表すこと．（広辞苑第四版．岩波書店．東京．1991）

4）生命倫理（Bio Ethics）

　生命倫理[注8]（バイオ・エシックス）とは，「医療や生命科学に関する倫理的・哲学的・社会学的問題やそれに関連する問題をめぐり学際的に研究する学問」（国際バイオエシックス学会）と定義されています．

　生命を扱ううえで，医療従事者は患者の生命を委ねられ，生殺与奪（せいさつよだつ）の権をもつことになります．つまり，医療や医学での医療従事者の行動に関する倫理が必要となります．

　生命倫理は以下の基本原則を有しています．

① 自律的尊重
② 無危害（幸福追求とも）
③ 恩恵
④ 公平性

　とくに，臓器移植の問題や，脳死判定，体外受精，代理母，遺伝子操作などによるクローン人間などの問題で，この言葉を聞いたことが多いと思います．

　オランダ[注9]やアメリカ合衆国の一部の州[注10]など，一部の国家では尊厳死[注11]も認められています．ただし，そこには，患者が苦痛から逃れるために，あえて尊厳死を選択しなければならない状況に陥らないように，かつ，クオリティ・オブ・ライフを維持できるように，医療スタッフが心身ともにしっかりバックアップを行っていくという背景があるのです．

[注8] 生命に関わる倫理．医療上，医師は一般に患者にその生命を委ねられる立場にあり，その際求められる倫理．人工授精・胎児診断など生殖への介入，臓器移植とそれに関わる脳死問題など，医療技術の発展により新しい局面を迎えている．広義には，遺伝子組み換え実験の安全性の問題も含む．（広辞苑第四版．岩波書店．東京．1991）

[注9] 2001年4月10日，12歳以上に自発的意志を認め，安楽死法案が可決され施行．ただし，治癒不可能な病気で末期状態・患者の意思表示・他の代替手段がないなどの厳しい要件が前提となる．

[注10] オレゴン州の尊厳死法（1997年），ニュージャージー州の死亡宣告法（1991年）など．

[注11] 日本ではまだ尊厳死は認められていない．民間団体としては日本尊厳死協会 http://www.arsvi.com/Op/et-nsk.htmなどがある．

5）医の倫理（Ethics of the medical profession）

　医の倫理とは，医師が患者の診療を行ううえでの，職業的で自律的な心得・道徳であり，同時に厳しい法的義務や責任を含むものです[注12]．

　医療倫理とは，患者の権利（自律的な自己決定権）の擁護と，医師の義務（医の倫理）を調和させる基盤となる，道徳的・倫理的・法的規範への意識です．インフォームド・コンセントがその重要な要素となっています．

　ヘルシンキ宣言[注13]や，医の倫理に関する国際綱領[注14]などには，医師の守るべき具体的な倫理がまとめられています．

		定義	権利	義務	対象
わがまま	Selfishness	自由であるが，他人の迷惑を考えない		そんなものはない	
自由	Freedom	自由であるが，他の人のことを考えている	自由だ！	他人のこともちょっとは考えよう	哲学的には内的外的な拘束なしに選択または決定する自由．カント哲学では自律・自己決定
	Liberty				圧制・暴力などからの自由．哲学的には運命などからの人間の行動の意思や選択の自由
倫理	Ethics	誠実・高潔な行為に必要な高い基準で，とくに職業上・商取引などで重んじられる高度の行為基準	人は自由である	他の人の自由を奪ってはならない	心理・精神面などの内面を重視する
	Morals	社会において一般的に受け入れられている行為および正しい生活の慣習．個人的な素行も含む			
道徳	Morality	人のふみ行うべき道．社会生活のなかでの行為の善悪を判断する規範		集団生活を行う上で，やや厳格であるが，法のような外面的強制力はない	立ち居振る舞いや礼儀作法など，外的な側面を重視する
	Virtue	神の力などというように，美徳・善行に近い意味			
法	Law	成文化された最低限の倫理	人は，法のもとに平等である	法を守らないと罰則がある	憲法など国家の法律として
	Rule	法よりは少し軽い約束事である		ペナルティがある	スポーツのルールなど
生命倫理	Bio Ethics	患者にその生命を委ねられる立場にある医療行為を行ううえで，医師などが求められる倫理	患者の自由意志	患者には基本的にはない（ただし，服薬遵守など治療への協力は必要）	臓器移植・人工授精・胎児診断・堕胎など．広義には遺伝子操作・クローン人間なども含む
医の倫理	Ethics of the Medical Profession	医療行為全般に伴う医療従事者としての倫理観			医療従事者の倫理観である

文献：ランダムハウス英語辞典1999年度版．小学館・広辞苑第四版．岩波書店

[注12] 医療倫理Q＆A刊行委員会編：医療倫理Q＆A．太陽出版．東京．2001
[注13] ヘルシンキ宣言は1964年第18回世界医師会総会で採択（2000年改訂）．医学研究・臨床研究（とくに人体実験）のための倫理綱領．その根元は医師の使命は人々の健康の増進とこれを守ることであり，医師の知識と良心はこの使命遂行のために捧げられることである．人道的な配慮を科学的研究よりも優先させた．
[注14] 医の倫理に関する国際綱領は1949年ロンドン第3回世界医師会総会（1968年改訂）で規定された，医師の一般的義務・病人に対する医師の義務・医師相互の義務という，医師の守るべき3つの倫理をまとめたものである．

2　医師 – 患者関係の歴史

1）古代エジプトなどの古代文明世界

　医師と患者，癒しを施すものと癒されるものの関係を考え直すうえでは，医学の歴史を紐解かなくてはならないでしょう．

　医の歴史は，古代エジプトや古代ギリシャにさかのぼります．古代，医療は魔法や魔術の分野の一部で，多くは土着の宗教のなかにありました．当時は，神に仕える神官が，医療も同時に施していたのです．神という神秘的な権威のもとで，まじないのなかで心のケアが行われていました．古代エジプトやマヤ・インカでは医師≒神官であり，ネイティブ・アメリカンのメディスンマンやアマゾンのシャーマンも医療を施していたのです．

　すでに，エジプトでは歯科医の長を示すヒエログリフの入った木製のレリーフが出土していることはよく知られています注15．

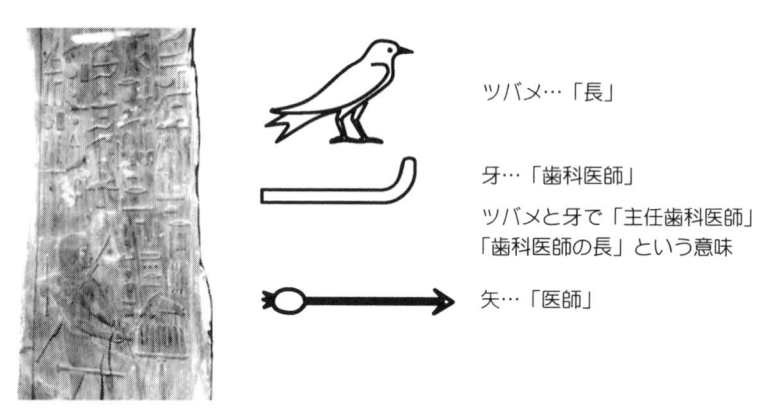

ツバメ…「長」

牙…「歯科医師」

ツバメと牙で「主任歯科医師」
「歯科医師の長」という意味

矢…「医師」

＜歯科医師と内科医師の長であったヘシラーの木製レリーフとヒエログリフ＞

注15 カイロ博物館所蔵．明倫短期大学内田杉彦准教授撮影．エヴジェン・ストロウハル著・内田杉彦訳：古代エジプト生活誌．原書房．東京．1998

2）古代ギリシャ

　医師と患者の関係の構築は，すでにこの時代からも重要なテーマの一つでした．古代ギリシャでも，当初は病気は神々からもたらされるものとされていました．しかし，哲学や数学が生まれるなかで，論理的な思考過程が整備されました．同時に，宗教的概念から切り離された医学も黎明期を迎えたのです．医学の父と評されるヒポクラテスが世界ではじめて医の倫理を記載した「ヒポクラテスの誓い[注16]」は「ナイチンゲール憲章」と並んで，現在でも十分に通用する医療従事者の心構えを記したものとして有名です．この考え方は，のちのジュネーブ宣言[注17]などにも受け継がれています．

[注16] ヒポクラテスの誓い「医神アポロン・アスクレピオス・ヒギエイア・パナケイアおよびすべての男神と女神に誓う，私の能力と判断に従ってこの誓いと約束を守ることを．この術を私に教えた人を我が親のごとく敬い，我が財を分かって，その必要あるとき助ける．その子孫を私自身の兄弟のごとく見て，彼らが学ぶことを欲すれば報酬なしにこの術を教える．そして書き物や講義その他あらゆる方法で，私の持つ医術の知識を我が息子，我が師の息子，また医の規則に基づき約束と誓いで結ばれている弟子どもに分かち与え，それ以外の誰にも与えない．私は能力と判断の限り患者に利益すると思う養生法を取り，悪くて有害と知る方法を決して取らない．頼まれても，死に導くような薬を与えない．それを覚らせることもしない．同様に婦人を流産に導く道具を与えない．純粋と神聖をもって我が生涯を貫き，我が医術を行う．結石を切り出すことは神かけてしない．それを業とするものに任せる．いかなる患家を訪れるときも，それはただ病者を利益するためであり，あらゆる勝手な戯れや堕落の行いを避ける．女と男，自由人と奴隷の違いを考慮しない．医に関すると否とに関わらず，他人の生活についての秘密を守る．この誓いを守り続ける限り，私は，いつも医術の実施を楽しみつつ生きてすべての人から尊敬されるであろう．もしもこの誓いを破るならば，その反対の運命を賜りたい．」

[注17] 1948年第2回世界医師会（WMA）総会で採択された医の倫理に関する規定で，現代版ヒポクラテスの誓い．①生涯を人類・人道のために奉仕，②良心と尊厳をもって医学に従事（道徳的・良識的配慮），③受胎のときから人命に最大限の尊重（人命の尊厳），④患者の健康を第一に考慮，⑤患者の秘密を厳守する（守秘義務），⑥患者に対して差別・偏見をしない（患者の被差別），⑦ほかからの拘束を受けない，などを定めている．

3）宗教の時代

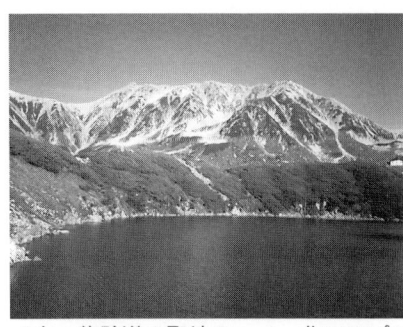

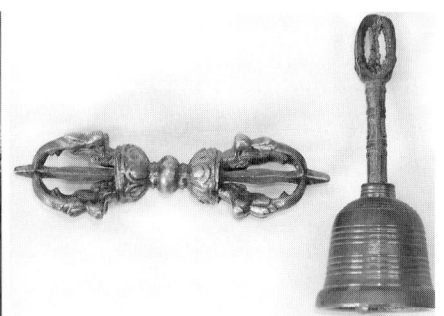

<左：修験道の聖地の一つ，北アルプスの立山連峰．室堂のみくりが池に映る立山．右端の雄山の頂上には現在でも雄山神社がある．右：密教で使う鈷と，大峰修験道で用いる鐘（山上ヶ岳の麓の洞川温泉より）>

　産業革命以前は，キリスト教文化が発達するとともに，医療は一時，教会などの手に委ねられ，再び宗教の時代を迎えます．日本では山岳宗教や密教のなかに，中国では道教や仙道などのなかにもその片鱗が見い出されます．富山の薬売りは，置き薬を全国に売り歩くのと同時に，立山曼陀羅をもち歩き立山信仰を布教していました．密教寺院の多くが奥深い山中にあるのも，当時の薬（丹）や金属精錬に必要とされる水銀などが採掘されたことと深いかかわりがあるとされています．

4）パターナリズム（Paternalism）

　産業革命以降，錬金術などによる科学の発達とともに病気の原因などが急速に解明され，医師は宗教の世界から徐々に独立を果たしました．さまざまな治療法や薬品などの発明から，医師が病気の治療に対する力を付加されると，一方で，権威主義的な弊害も生じました．家族主義・父親的干渉（父権主義）などのパターナリズムの時代です．これは，家族関係のように父親の子供などへのかかわり方を，一般の人間関係にまでもち込んだものです．それに当てはめると，医療の主体は医師であり，患者には選択肢はなく，どうしても従的な立場に置かれざるを得ませんでした．「お任せ医療」と呼ばれた時代です．

5）むんてら（Mund Therapie）

　むんてら[注18]はドイツ語のムント・テラピーの略です．Mundは英語のMouthで「口」，Therapieは英語のtherapyで「治療」という意味と同時に，緊張を解きほぐす行動という意味ももっています．

　ですから，むんてらの本来の意味は，ただ病気を治すという物理的な医療のみではなくて，患者さんへのいたわりをもった優しい言葉もまた立派な医療であるという非常にポジティブな考え方なのです．まさに，ナイチンゲールなどの考えていた医療や看護（ケア[注19]）そのものです．

　わが国でも，漢方中心の医学から徐々に西洋医学が流入して以来，つい最近まで医療の現場では「むんてら」の時代がつづいていました．

　しかし，この表現は，医師や看護婦が「ちょっと○×さんのところへ，むんてらにいってくる」という，ある意味，悪いニュアンスを含めて使用されていたのです．むんてらという言葉は，日本の医療の現場では，心理的なケアをするという目的よりも，聞き分けのない患者さんをちょっと説得してくるというような，マイナスの意味で使用されることが多かったようです．日本でも，パターナリズムやむんてらの時代は非常に長くつづきました．

　むんてらの問題は，コミュニケーションの基本である相互理解ではなくて，医師側の一方的な説明なのです．患者側には理解も質問の自由も選択権もなかったのです．それでも，医療を受ける側は権威主義の時代から比べると，自分の病状や治療などへの認識がかなり高まったことは事実です．

　そして1990年代，ようやくインフォームド・コンセントという考え方が米国から取り入れられました．

[注18] 間中喜雄：むんてら　医者と患者．創元医学新書．東京．1974
[注19] care：看護，介護，保護などという意味だが，気配りや心づかいが背後にある．

6）インフォームド・コンセント（Informed consent）

インフォームド・コンセントは一般的には「説明と同意」と訳されています．Informedは「情報に基づく」という意味で，consentは「同意」です．

まず，医師側には説明の義務があります．その疾病の現状・治療法・治療期間・費用・副作用・後遺症・治療しなかったときどうなるかなどの，多岐にわたる内容を含みます．一方，患者側には，医師の説明を受け，治療の同意・選択と拒否する権利があります．ここで大事なことは，この同意に関して，何ものからの強制も受けないということです．最近では，この患者の自由意志による自己決定権を重要視して，インフォームド・チョイス（Informed choice）という表現も使用されはじめています．

インフォームド・コンセントを制定した法律は現在のところありません．患者さんへの説明義務は，日本国憲法の基本的人権[注20]と，医療法[注21]などが一つの根拠となっています．また，インフォームド・コンセントという言葉がはじめて使用されたのは，第二次世界大戦後，人体を対象とする研究の倫理観を定めたヘルシンキ宣言[注22]が最初といわれています．

[注20] 人間の尊厳を保つための最低限の権利．第13条の生命権と幸福追求権，第25条の生存権と健康権が，インフォームド・コンセントの自己決定権の根拠となっている．

[注21] 医療法第一条の四-2［医師等の責務］医師，歯科医師，薬剤師，看護婦その他の医療の担い手は，医療を提供するに当たり，適切な説明を行い，医療を受ける者の理解を得るよう努めなければならない．

[注22] ヘルシンキ宣言　22．ヒトを対象とする研究はすべて，それぞれの被験予定者に対して，目的，方法，資金源，起こり得る利害の衝突，研究者の関連組織との関わり，研究に参加することにより期待される利益及び起こり得る危険並びに必然的に伴う不快な状態について十分な説明がなされなければならない．対象者はいつでも報復なしに，この研究への参加を取りやめ，または参加の同意を撤回する権利を有することを知らされなければならない．対象者がこの情報を理解したことを確認した上で，医師は対象者の自由意志によるインフォームド・コンセントを，望ましくは文書で得なければならない．文書による同意を得ることができない場合には，その同意は正式な文書に記録され，証人によって証明されることを要する．

7）インフォームド・コンセントの問題点

しかし，インフォームド・コンセントにはいくつかの問題点が潜んでいます．

① 患者の医学的知識に依存している

いくら簡単な言葉で医学的説明を受けても，素人にはすぐにその場で理解することは困難です．最大の問題点は，患者さんの医学知識と理解力に依存していることです．もちろん，自分の健康は自分で守る意識のある人には非常に有意義な方法です．しかし，健康に対する認識の低い場合や，子供や老人や認知障害のある場合への対応には問題点が多いのです．医療法[注23]にもあるように，お互いの信頼関係と，相手（患者）のレベルに合わせて，相手にわかるように話すということが重要なポイントになります．

② 患者に選択を委ねられても困惑する

患者さんには，説明を受けた治療が，医学的に妥当であるかどうかを判断できません．また，癌など命にかかわるような疾患のときに，いきなり治療の選択を委ねられても，気が動転しています．パニック状態の患者に，即座に治療法を選択させることはむずかしい場合のほうが多いでしょう．

③ 患者に不安を誘発する

患者さんにとっては，知らないということが不安を引き起こす原因ですから，知ることが不安の払拭効果のあることは確かです．しかし，副作用や後遺症などのマイナス面は，逆に不安の引き金になります．と同時に，相反する感情ですが，知りたくないという恐怖心ももっています．患者さんは病気だけではなく，「治らない病気だといわれたらどうしよう」という，不安や恐怖とも戦っているのです．ですから，ただ話せばいいというのではないのです．

[注23] 医療法第1条の2：医療は，生命の尊重と個人の尊厳の保持を旨とし，医師，歯科医師，薬剤師，看護婦その他の医療の担い手と医療を受ける者との信頼関係に基づき，及び医療を受ける者の心身の状況に応じて行われるとともに，その内容は，単に治療のみならず，疾病の予防のための措置及びリハビリテーションを含む良質かつ適切なものでなければならない．

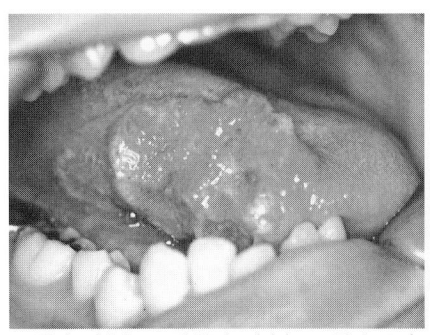

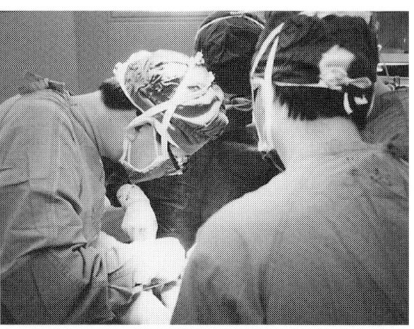

＜舌癌（左）・手術室（右）：重症の癌で，手術で口腔の機能がほとんど失われ，再建手術に際し手足の皮膚も切り，術後のリハビリにも努力が必要などという説明は，疾病そのものに対する恐怖とともに，治療後もさらに努力と我慢が必要だというマイナス感情を呼び起こす結果となり，むしろ患者さんの治療への協力を求めるのに妨げとなる場合もあります＞

　インフォームド・コンセントでは，医師や歯科医師は，患者さんにすべてを話さなくてはならないと思い込みがちです[注24]．
　リスボン宣言[注25]などでは，患者に，聞かない権利も認めています．これは，とくに生命にかかわる末期の疾患など，患者さんが自分の病状を知ることで，必要以上の心理的な動揺を引き起こしたりする可能性もあるからです[注26]．治療の効果よりも，患者さんの落胆が大きければ，治療ばかりでなく生きることそのものに対する意欲をなくすような，逆の効果を引き起こすこともあります[注27]．

[注24]　「未だ顔色を見ずして言う，之れを瞽と謂う」相手の気持ちを考えずに物を言うこと．瞽とは，めくら同然だということ．（論語）

[注25]　リスボン宣言は1981年第34回世界医師会総会で採択，1995年改正．患者の11の権利をまとめたもの．とくに，⑦情報を知る権利のd.で，「患者は，他人の生命の保護に必要とされない限り，その明確な要求に基づき情報を知らされない権利を有する」と知らない権利についても言及している．

[注26]　ある判例には「原則として患者の権利を侵害しない限度において医師の裁量権の範囲内にあるというべく，特に不治ないしは難治疾患については，患者に与える精神的打撃を考慮する慎重さが望まれる」とある．森岡恭彦：インフォームド・コンセント．NHKブックス．東京．1997

[注27]　最近では，家族が「本人には癌であることを告げないでくれ」といったにもかかわらず，医師が伝えてしまったために，患者が自殺をしてしまったという事例もある．

エリザベス・キューブラー・ロス[注28]が「死ぬ瞬間」で述べているように，死を受け入れるには，それなりの心理的な変化に配慮する必要があるのです．

④ 心理的なケアは考慮されていない

インフォームド・コンセントといっても，患者さんの気持ちを考えて話すという心配りという点では，十分ではありません．

患者さんは千差万別です．生活背景も考え方も一様ではありません．医学知識の豊富な人も，自己決定力の弱い人もいます．医療の現場で目にするのは，どんな患者さんに対しても画一的な説明をして，患者側が十分に理解しているのかという確認の過程を経ていないという状況です．

これは，運用面の問題になります．医師側は話したという自己満足で終わり，患者さんが理解したかどうか，患者さんの病気や治療に対する恐れや不安にどう対応したらよいかという，心理的なケアまでは考える余裕がありません．また，そういうトレーニングもしていません．インフォームド・コンセントの概念が頭では理解されていても，これを実行するためには，実際の現場での，相手のTPO（Time・Place・Occasion）を考慮した話し方の訓練が必要になります．他の職種[注29]での訓練課程ではごく当たり前のことなのですが，十分な経験をもつスーパーバイザーによる教育が不可欠です．現在，コア・カリキュラムや共用試験などで，ようやく第三者によるチェックが試みられはじめています．

[注28] 死の受容のプロセス（エリザベス・キューブラー・ロス：死ぬ瞬間シリーズ．中公文庫．2001・エリザベス・キューブラー・ロス：人生は廻る輪のように．角川書店．1998）
　第1段階　否認　……　死を自分のこととして受け入れることを拒否する
　第2段階　怒り　……　事実を認め，やり場のない怒りを感じる
　第3段階　取引　……　生のために，何かにすがろうとする
　第4段階　抑鬱　……　現実に打ちのめされて何もできなくなる
　第5段階　受容　……　現実をありのままに受け入れる

[注29] カウンセラーや臨床心理士・音楽療法士・言語聴覚士などの訓練課程では，ベテランのトレーナーがスーパーバイザーとして指導を行う．

8）現代の医療の問題点

　医療情報の開示[注30]なども考慮され，医療の主体はかなり患者側に傾いてきました．それでも，インフォームド・コンセントの実際の運用面での主体は，まだ医療従事者に主導権があることには変わりはありません．いまだに，医師が「インフォームド・コンセントをする」という言葉をよく聴きます．インフォームド・コンセントは患者さんからもらうものなのですね．

　患者には，意志の確認や治療法の選択の機会が与えられました．しかし，そのためには，健康に対する認識を高めて，自分の健康は自分で守るという義務と責任が生じます．ですから，理想的なインフォームド・コンセントが十分に機能するためには，医療側・患者側双方の相応の努力と理解が必要なのです．

　しかし，本当に患者側に勉強を強いてもよいのでしょうか．

　これは，インフォームド・コンセントが米国社会で生まれたことに端を発しています．米国は契約社会で，同時に訴訟が非常に多い国です．医療も同様にその恩恵と被害に与かります．予防策は，医療を行う以前に問題点も含めて起こり得る可能性のすべてを話し，患者さんの承諾書を得るなど煩雑な手続きの必要性です．医師側は，すべて説明し同意を得たから，トラブルが起きても，治療を選択した患者側にも部分的責任を課し，ある程度の責任回避を得られます．アメリカの医療ドラマで，百科事典のような厚さの承諾書にサインを求められる患者さんの戸惑いが，パロディとして描かれているシーンを目にします．一方で，患者さんも，自分の生命を相手に委託するわけですから，信頼のおける医師を探すために，認識の向上が求められることになるのは，ごく当たり前のことです．

[注30] 医療法では，ようやく広告の制限をかなり緩和し，専門医の掲示や手術件数，インターネットでの情報の開示などを認めた．（厚生労働省：医療広告規制緩和のポイント．2001・厚生労働省：医療若しくは歯科医業又は病院若しくは診療所に関して広告することができる事項．厚生労働省告示第158号．2002年4月）

[注31] アルマ・アタ宣言（WHO1978年）「健康とは，各人の年齢に応じて，かつ環境に内在する経済的条件において到達可能な高度の身体的・精神的ならびに社会的安寧」で，発展途上国の地域住民の自助・自決により，疾病対策と経済・環境の改善を目指す．

近年，自分の健康を自分で守れるように医療機関や政府などがサポートするという考えが中心になってきています．プライマリー・ヘルス・ケア[注31]やヘルス・プロモーション[注32]などの考え方は自助自決を前提としています．わが国の，健康日本21（21世紀における国民健康づくり運動）[注33]もこの一つです．

ただし，この方法が必ずしも今すぐ応用できるとは思えません．患者の自由意志の尊重は，患者さんが，自分自身の生命を任すに足る信頼のおける医師を探さなくてはならないという弊害も生じさせます．医療情報の開示がようやく広まりはじめたわが国では，患者さんが信頼のおける医療機関を自分の力で選択し，さらに，治療に関して完全に自己決定権を発動するためには，もう少し時間が必要なようです．

9）インフォームド・コンセントで補うべきもの

正しい医療従事者と患者のあり方は，患者さんの視点から逆に医療を考え直してみれば具体的な欠点がみえてきます．インフォームド・コンセントの問題点は，スタートラインが医療従事者を中心に考慮されているという点です．その前に，患者さんは「病気を治して欲しい」という希望と欲求をもって来院することからはじまるのです．医療側は強制的に医療を行うのではなく，患者側の依頼により診療を行う，一種の契約行為[注34]なのです．

[注32] オタワ憲章（WHO1986年）アルマ・アタ宣言を先進国に応用．健康とは，生きる目的ではなく毎日の生活の資源であり，身体的能力の維持や，社会，経済，および個人の発展のための重要な資源であり，生活の質（QOL）の重要な要素となるという考え．

[注33] 基本理念は「すべての国民が健康で明るく元気にできる社会」の実現を図るため，壮年死亡を減少させ，痴呆や寝たきりにならない状態で生活できる期間（健康寿命）を延伸させることなどを目標に，個人の力と社会の力を合わせて，国民の健康づくりを総合的に推進する．その条件として，①国民の自由な意思決定に基づく（個人による選択を基本）②社会全体として個人の健康づくり支援を掲げ，自分の健康を自分で守り，医療機関などはこれをサポートしていく．（厚生省地域保健課監修・多田羅浩三編：健康日本21推進ガイドライン．ぎょうせい．東京．2001・財団法人健康・体力づくり事業財団 http://www.kenkounippon21.gr.jp）

[注34] 民法上は，医療行為は，一種の準委任契約になる．第632条の請負，第643条の委任により医療行為が行われ，これにそぐわない場合には，第415条の債務不履行による損害賠償や，第644条の受任者の注意義務（善管注意義務）にかかわってくる．

① 第1ステップ：患者のニーズ
　はじめに患者さんの主訴やニーズがあり，それを「何とかして欲しい」というのが要望であり希望であり依頼です．そこには，患者さんの「治りたい」「よりよくなりたい」という心理面・感情面も含めた期待感も含まれています．ここで問題になるのは，患者側が求めているのは「治して欲しい」であって，医師からのむずかしくて長い説明ではないということなのです．
② 第2ステップ：患者への説明
　インフォームド・コンセントでいわれるところの informed の部分です．
③ 第3ステップ：患者の理解とその確認
　これも，現状で見落とされています．また，なるべく平易な言葉で理解しやすいように説明をする，という点についてもあまり訓練されていません．ですから，患者さんのクレームの多くが「先生のいったことがよくわからない」です．
④ 第4ステップ：患者の同意
　コンセント consent に当たる部分です．同時に，治療の選択権と拒絶する権利もあります．患者は，決断の前提条件となるいくつかの権利を有します[注35]．そして，重要なことは，これらの決定においては，患者は何者からも強制を受けてはいけないということです．
⑤ 第5ステップ：患者の満足
　患者さんにとっては，最初の問題点が治療により改善され，その結果に満足したかどうかということが最も重要です．満足とは事前の期待よりも，結果がよいときに得られます．逆に，事前の期待よりも結果が悪ければ不満を覚えます．説明が行われたか否かは患者サイドとしては，満足感を変化させる重要な因子にはなりません．患者さんにとっては，結果がすべてなのです．治療前よりも病状がよくなれば満足で，悪ければ不満なのです．治療行為の痛みなどの苦痛が，病気の苦痛よりも大きければ，患者さんはもちろん不満です．結果が思わしくないことに対する医師側の治療後の弁解はほとんど功を奏さないのです．
　現行ではクレームを適切に処理する方法がありません．患者さんは「先生は忙しそうだし，いろいろ訊くと嫌そうな顔をする」と不平を漏らします．治療の妥当性や治療費などの適正性を判断する客観的評価も抜け落ちています．

[注35] 星野一正：医療の倫理．岩波新書．東京．1991

医療行為は，あくまでも疾病の痛みなどの苦痛から逃れたいがために行われるもので，その治療の過程で，疾病の苦痛以上の苦痛を感じさせたり，努力を強いるのは本末転倒です．歯科医療では，患者さんの訴えは「痛い」「咬めない」であり，これは歯だけの問題ではなくて，その背後には，美味しいものを気持ちよく食べるという人間的な欲求が潜んでいます．同時に，見た目の美しさという審美的な欲求に対する満足をも求められる，非常に特殊な環境なのです．医師側の理想的な医療水準と，患者側の満足との間には，実は，非常に大きなギャップのあることを私たちは学ぶ必要があるのです．

第1ステップ ニーズの把握	主訴 ニーズ 　　　感情的背景 希望	「痛い」「腫れた」「咬めない」「見栄えが悪い」 「痛みや腫れを取って」「咬みたい」「美しく」 辛い・怖い・不安・恥ずかしい 「治して」「咬めるようにして」「美しくなりたい」
第2ステップ 説　明	前提条件として，患者の医療知識などを考慮して，医学用語を使わず平易な言葉で行う	① 現在の病状 ② その症状の出た原因 ③ 検査の方法　……　利点と欠点 ④ 治療方法　　……　選択肢・利点と欠点・費用 ⑤ 治療しなかった場合の予測
第3ステップ 理解と確認	患者の理解 ニーズとの一致 修正 時間的配慮 金銭的配慮 優先順位	医師の説明を患者が理解したかどうか 患者のニーズと一致しているか 医師の受け取り方に誤解やずれのある場合には，修正 通院などが可能であるかどうか 治療の費用（とくに自費診療の場合）をどうするか いくつかの要望のうちで，何を一番気にしているか
第4ステップ 同　意	患者の同意の前提条件として，何者からも強制を受けない自由意志で選択ができる	① 治療の選択権　……　治療法の自由な選択 ② 質問の自由　　……　病状や治療法について自由に質問 ③ 同意拒否権　　……　医師の示した治療法に同意の拒否 ④ 同意撤回権　　……　一度同意した治療法などを撤回 ⑤ 医師を選ぶ権利　……　病院や医師を自由に選択 ⑥ 診療拒否権　　……　治療を受けないという選択
第5ステップ 満　足	満足 　　　感情的背景 不満 　　　感情的背景	「痛くない」「咬める」「腫れが引いた」「美しくなった」 嬉しい・助かった・安心 「まだ痛い」「咬めない」「よけいに腫れた」「美しくない」 もっと辛い・怖い・不安・醜い・不信感

10) クオリティ・オブ・ライフ（QOL：Quality of Life）

クオリティ・オブ・ライフは「生命の質」「生活の質」と訳されています．これは，疾病のある状態でも普段と変わらない人間らしい生活をつづけていこうという考え方です．QOLというと，患者さんをベッドなどに苦しい思いをして縛りつけずに，人間らしく生きたいという欲求を満足させ尊重するもので，末期癌などの不治の病で使われると思いがちです．しかし，これは，一般の医療や歯科医療のなかでも十分に通用するのです．

ここでは，患者さんには無理な医学知識を要求することもありません．主体はあくまでも患者さんです．医療従事者はサポート（支援）する側にまわります．医師は，医師＞患者という上下関係を解消し，医師＝患者という同じ高さで医療を行い，ときには医師＜患者の関係で患者さんを下から支えて，健康を守るお手伝いをするのです[注36]．

医療や福祉の側には，非常にむずかしいことですが，患者さんのニーズを適切に把握し，過不足のない医療を施す企業努力が，一般の産業と同じように求められているのです．

11) 医療の危機管理

一方で，近年，医療事故や医療過誤などが多発しています．

医療従事者もまた，過ちを犯す同じ人間であるという前提はあります．しかし，あくまでも行われるものは医療であり，人の生命を預かる行為ですから，医療ミスや医療過誤は絶対に許されないという不文律もまた存在します．

かなりの数のインシデントが病院の自己点検で報告され，厚生労働省も「ヒヤリ・ハット事例作業部会」などをつくり，医療事故の減少に努めています．

[注36] 厚生労働省も最近は医療サービス・患者支援という言葉を使用している．厚生省健康政策局総務課編：患者サービスガイドライン　患者サービスの在り方に関する懇談会報告書．金原出版．東京．1989 および，厚生科学研究「エイズ拠点病院の機能評価に関する研究」研究班監修：病院サービス患者レポート．プリメド社．大阪．2001

	定 義	過失あり	不可抗力	患者への被害
医療事故	医療行為の過程で患者を被害者として期待に反した有害な結果の発生した場合である．医療従事者の業務中に発生した事故のなかで，過失が存在するものと，不可抗力（偶然など）によるものの双方を含んでいる．	あり	あり	あり
医療過誤	医療関係者が何らかの過失によって患者に損害を生じさせた場合をいう．医療事故のなかで過失の存在を前提としたもの．	あり	なし	あり
インシデント	ニアミス．患者に損害は及ばなかったが，ヒヤリとか，ハッとする経験のこと．実際の事故には発展しなかったが，一歩間違えば，医療事故の可能性があったもの．	あり	あり	なし

　以上の面から，それぞれの利点や問題点もありますが，いくつかの方法で医療現場での危機管理や，医療技術水準とサービスの保持が試みられています．
① マネジド・ケア（Managed Care）[注37]
② クリティカル・パス（Critical Path）[注38]
③ EBM（Evidence-based Medicine）[注39]
④ 第三者評価機構
⑤ ISO9000・ISO14000シリーズ
　実際には，医師と患者のギャップを埋めて，患者のニーズをきちんと把握し，それを満足させることが医療過誤などを防ぐ最大の予防策なのです．

[注37] 民間保険会社による医療の水準管理と，治療の際に複数の医師によるセカンド・オピニオンが求められ，医療の閉鎖性が解放され，客観性がもたらされる．
[注38] コンピュータ用語に由来．最短工期・最小経費で進行するように作業日程を決定する方法．これを医療分野で応用し，ある程度パターン化された病気の診断から治療の流れをマニュアル化することにより，効率を高め，客観化して医療ミスを軽減させる．効率化により生まれた余剰な時間は，患者サービスへ使用することができるようになる．
[注39] 個人の医師の裁量に任された閉鎖された医療ではなく「入手可能で最良の科学的根拠を把握したうえで，個々の患者に特有の臨床状況と価値観に配慮した医療を行うための一連の行動指針」で，文献的考察やほかの医師や医療機関などのセカンド・オピニオンから，診断・治療の流れの客観性を高め，妥当性・信頼性を高めていく方法．

12）これからの医療に求められるもの

　これからの医療に必要なものは，ホスピタリティ（Hospitality）・ヒューマニティ（Humanity），そしてアメニティ（Amenity）です．

　ホスピタリティとは，客や他人の報酬を求めない厚遇・歓待・心のこもったサービスを意味し，同時に，新しい考え方などを広く取り入れることのできる受容力を意味しています．病院を意味するHospitalも，ホテル（Hotel）も同じ語源から発しているのです[注40]．ヒューマニティとは，人間性・親切・慈悲や人情です．そして，アメニティとは感じのよい応接態度・礼儀正しい行為で，それによってもたらされる快適さや気持ちよさです．アメニティ・ランド（遊園地）やアメニティ・グッズのアメニティです．

　これらは何ら特別なものではなく，ヒポクラテスやナイチンゲールの時代から綿々と受け継がれてきた倫理観や優しさを背景とした当然の行為で，本来は何かに困っている人に手を差し伸べてあげたいという慈愛[注41]の気持ちの表現方法の一つに過ぎないのです．

　ただ，医学技術の進歩のなかで，本来の資質やモラル以上に，覚えなくてはならない事柄が山積みされて，気づかないうちに選択順位が変わってしまっただけなのです．そして，3分間診療，検査づけ・薬づけ診療といわれているように，患者不在の医療が指摘されています．患者さんを診る以前に，検査結果やレントゲンなど，見なくてはならないものが増えすぎ，患者と応対する時間よりも，電子カルテに入力するために時間を取られてしまうだけなのです．

　実は，患者さんとのコミュニケーションのなかに，診断や治療のための非常に大きなヒントが隠されているのですね．

[注40] 語源は，Hospital＜Hospitale＜Hospitalis（もてなしのよい）・Hospice（歓待・もてなし）にさかのぼる．ランダムハウス英語辞典　1999年版．小学館．東京
[注41] 慈愛とは，別の表現をすれば，報酬や見返りを求めない無条件の愛のこと．

第2章　医師・歯科医師と患者の関係　31

<医師と患者の関係の歴史的流れ図>

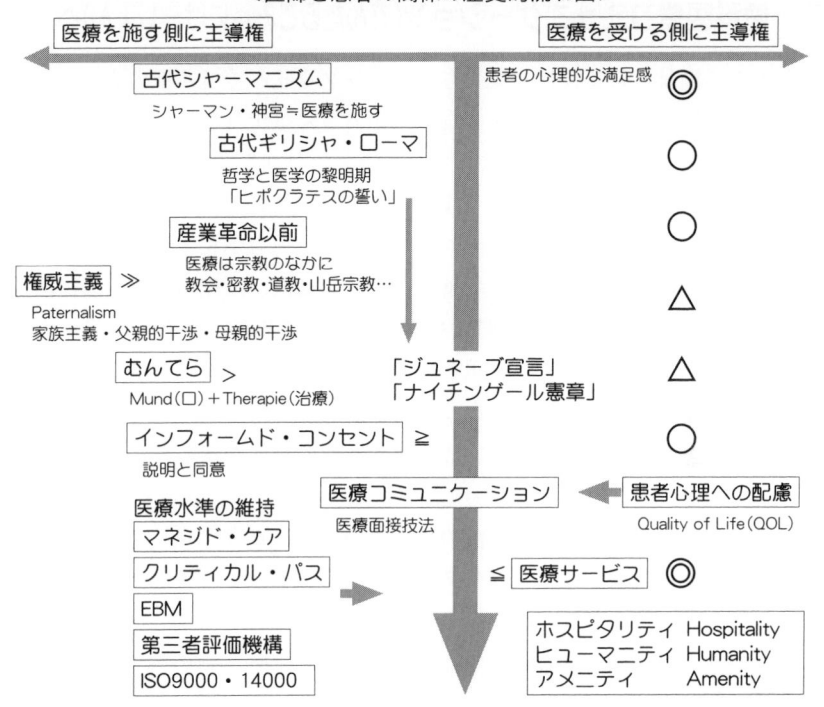

医療を施す側に主導権　←→　医療を受ける側に主導権

- 古代シャーマニズム
  シャーマン・神宮≒医療を施す　　患者の心理的な満足感　◎
- 古代ギリシャ・ローマ
  哲学と医学の黎明期
  「ヒポクラテスの誓い」　　○
- 産業革命以前
  医療は宗教のなかに
  教会・密教・道教・山岳宗教…　　○
- 権威主義 ≫
  Paternalism
  家族主義・父親的干渉・母親的干渉　　△
- むんてら ＞
  Mund（口）＋Therapie（治療）　　「ジュネーブ宣言」「ナイチンゲール憲章」　△
- インフォームド・コンセント ≧
  説明と同意　　○
- 医療コミュニケーション ← 患者心理への配慮
  医療面接技法　　Quality of Life（QOL）
- 医療水準の維持
  マネジド・ケア
  クリティカル・パス → 医療サービス ◎
  EBM
  第三者評価機構
  ISO9000・14000

ホスピタリティ　Hospitality
ヒューマニティ　Humanity
アメニティ　　　Amenity

<パターナリズムから医療面接へ>

		シャーマニズム	パターナリズム	むんてら	インフォームド・コンセント	医療面接	医療サービス
答えを求める側		患者	患者	患者	患者	患者	患者
答えをみつける側		シャーマン	医師	医師	医師	患者	患者
相談のポイント		病気	病気	病気	病気	病気	健康の維持
答えをみつけるプロセス	はじめ	×	×	×	×	体調が悪い	健康の維持
	きっかけ	×	×	×	×	病院へいく	健康の維持
	情報収集	×	×	×	病状・治療法の説明		◎
	質問の自由	×	×	×	△	◎	◎
	情報整理	×	×	×	×	◎	◎
	自己決定権	×	×	×	◎	◎	◎
	終わり	×	×	×	×	◎	◎
満足感		◎	◎	○	○	◎	◎
心のケア		◎	×	×	△	◎	◎
利点		お任せしておけばよい				治療法を自分で選択できる	
欠点		自分の病気についても、治療法についても何も知らない	一応，説明を受けたが，選択権はない		患者の医学知識に依存するので，すべての人には応用できない	医療面接をする側に熟練が必要である	医療・政府の十分なサポート体制の充実
医師患者関係		シャーマン＞患者	医師＞患者		医師≧患者	医師＝患者	医師≦患者

13) 歯科医療コミュニケーション(でんたるこみゅにけーしょん)へ

　患者さんの満足を得るには，患者さんのニーズを正しく読み取る必要があります．ニーズにぴったりの治療をすれば，患者さんは十分満足します．
　そのための基本は，私たちと患者さんとの十分なコミュニケーションです．それは共通の言語と認識のうえに生まれるもので，医師と患者が共通の基盤のうえで話をするときにはじめて理解が得られます．一方が相手にわからない医学用語を話していたのでは共通の理解は生まれません．医療の現場でも，医療従事者も患者も平等で対等な人間であるというところからスタートするのです．しかし，患者さんのニーズを正しくつかみ取るには，その言葉の背後にあるものを正しく受け取らなくてはなりません．そのために，一般的なカウンセリングの基本である傾聴と確認と共感という面接の技法が適応されているのです．
　その際に，私たちの思いこみや決めつけといった，正常なコミュニケーションを妨げる因子に気がつき，これをクリアにすること（心のマネージメントとキャリブレーション）が最も重要になってきます．

① 傾聴
　傾聴とは，相手の話に耳を傾けることで，患者さんの本質的な訴えを引き出すことに役立ちます．患者さんの満足感は，患者さんのコンプライアンス[注42]を向上させ，治療効果も上がります．当然，動機づけにもなり，リピーターも増えます．
　こう考えてみましょう．なぜ，アメニティ・ランドにはリピーターが多いのでしょう．それは，期待を満足させる以上の何かが存在しているからにほかなりません．歯科医院にはなぜ足が遠のくのでしょう．それは，期待を満足させられないうえに，さらに，痛みや恐怖や時間の浪費や金銭的な負担などの，マイナスの問題が山積みしてしまうからです．患者さんは，ぞんざいな受付の態度や，ドクターのしかめっ面をみたいがために，わざわざ歯科医院へ足を運ん

[注42] compliance：服薬遵守などとも訳されているが，患者が医師の説明を理解し，治療に協力できる関係のこと．

でいるのではないのです．

② 確認

　確認とは，聴いたことを要約して伝え，患者さんのニーズを正しくとらえたことができたかどうかを確かめるためのステップです．同時に，私たちは言葉のみでなく，患者さんの微妙な表情や動作からも，隠れた本当のニーズを読み取る訓練をする必要もあります．そのときに，患者さんは本当の気持ちに気がついてくれた歯医者さんに笑顔で感謝するに違いありません．

③ 共感

　共感については，種々のカウンセリングで微妙にそのニュアンスが異なっていますが，一般的には，同情が相手の側に入り込みすぎて，客観的な判断ができなくなるのに対して，共感は，相手の気持ちは理解するが，ある程度の距離を保ち，客観性を失わないという表現がなされていることが多いようです．

　共感を理解するのに適当な，実話をもとにした「ドクター[注43]」というハリウッド映画があります．主演ウイリアム・ハート扮する一流病院の名声の頂点にある医長マッキーは，患者の心を理解しない冷徹な心臓外科医でした．が，あるとき喉頭癌を宣告されて絶望のどん底に落とされます．しかし，患者の立場になったときにはじめて，人生をみつめ直すチャンスを得たのです．長い闘病生活を終え，職場に復帰した彼は，若い研修医たちに患者の気持ちを理解するための体験入院を提案したのです．この試みは，すでにいくつかの施設によって行われているようです．

[注43] 1991年に公開．原題はThe Doctor．タッチストーン・ピクチャーズ．実際の医師エド・ローゼンバウムの実話のエッセイ「ドクター」を原作に，エドワード・フェルドマン総指揮，ランダ・ヘインズ監督．

14）医療面接と医師－患者関係

　結論からいうと，パターナリズムも，むんてらもインフォームド・コンセントも決して否定されるものではありません．これらは，医療従事者と患者との関係をとらえるための，ただのいくつかの手段なのです．しかし，それを行使する立場の私たちの行動や言動によって，よいものにも悪いものにも変化しうる両面性をもっているのです．火薬は平和のために山を切り崩して道路をつくるのにも使われる一方で，戦争の道具にもなる危険性を秘めています．コミュニケーションそのものも，医療従事者と患者をつなぐ架け橋にもなれば，ときには，凶器にもなる[注44]のです．

　医師－患者関係を変化させうる目的の一つが，QOLをベースに，患者さんの視点から患者自身の生命的尊厳を尊重することです．

　そのために，患者さんが「何を求めているのか」という本当のニーズを引き出すためのテクニックの一つが，患者さんとのコミュニケーションなのです．コミュニケーションは，患者さんのQOLを維持するために理想的なインフォームド・コンセントを行うための重要なエッセンスなのです．

　その応用方法の一つの在り方が，医療面接技法です．

　私たちは，医療従事者と患者という枠組みを取り払い，人と人としてのコミュニケーションをとればよいのです．患者さんをよく観察し，本質的なニーズを読み取ることによって，いかにQOLの維持と向上を支援できるかということを念頭におけばよいのです．そして，相手に応じてこれらのいろいろな方法を様々に使い分けるテクニックを身につけます．私たちの医療に対する思考そのものの臨機応変な変化（シフト：shift）が必要になってくるのです．

　近年，医療サービスという言葉も聞くようになりました．サービス（sevice）とは，営利を考えない（専門的な）活動や奉仕です．私たちが歯科医学という専門的な知識と技術をもって，人々の口腔の機能を維持し，笑い，食べて話すという人間らしい生活を下から支えていくことが，ヒポクラテスやナイチンゲールの考えた医療そのものに回帰していくのかもしれません．

[注44]「口は是れ人を傷（やぶ）るの斧なり」（雑書），「口は好を出し戎（じゅう）を興す」言葉はその使い方によって，親善の役をしたり，あるいは戦争をも起こす（書経）．

これまでの医療は，病気を治して，社会復帰をはかるというものでした．しかし，QOLは病気をありのままに受け入れて社会生活を営んでいきます．さらに，生活習慣が原因の病気が増えるにしたがって，近年は予防医学に注目が集まっています．齲蝕や歯周疾患もその例外ではありません．今後，歯科医療でも，自由意志と自己決定権を背景に，自分の健康は自分自身で守るということが考え方の中心になっていくでしょう．

　もちろん，子供もお年寄りも，体の不自由な方もいますので，すべての人が自己責任において自分の口腔内の健康を維持できるわけではありません．そのサポートのための一つの側面がインフォームド・コンセントです．患者さんの理解力などの状況に応じて，ときには，パターナリズムやむんてらなども必要なことがあるかもしれません．私たちは，一つの考え方にとらわれるのではなくて，患者さんのキャラクターに応じた柔軟な姿勢で，口腔環境の改善と維持の手助けをしているのです．

　患者さんとのコミュニケーションも，サービスも決してむずかしく考える必要はありません．基本は誰にでも行うことのできる以下の2点に要約されるのです．
① 自分がやられて嫌なことは，決してやらない[注45]
② 嬉しかったことは，積極的にやってあげる[注46]

　そして，何より大事なのは，医療従事者には医学という狭い知識ではなくて，広い人間性が求められているということです．米国医学の精神学的な父ともいわれるウイリアム・オスラー博士[注47,48]も，医師も多くの本の読むべきであると述べています．

　これらすべてを包括する一つの方法が，でんたるこみゅにけーしょん，歯科医療面接技法なのです．

[注45] 論語には「己の欲せざる所，人に施すこと勿かれ」とある．
[注46] イエス・キリストの「自分を愛するようにあなたの隣人を愛しなさい」という有名な言葉がある．（新訳聖書）
[注47] William Osler 著・日野原重明訳：平静の心　オスラー博士講演集．医学書院．東京．2001
[注48] William Osler 著・日野原重明訳：医学するこころ　オスラー博士の生涯．岩波書店．東京．1991

第3章
指導・コンサルテーション・カウンセリング

1 共通点と相違点

<カウンセリング・コンサルテーション・指導の共通点と相違点>

		カウンセリング	コンサルテーション	指　導
答えを求める側		クライアント（患者）	クライアント（患者）	指導者（歯科医師・歯科衛生士）
答えをみつける側		クライアント（患者）	コンサルタント（歯科医師・歯科衛生士）	指導者（歯科医師・歯科衛生士）
相談のポイント		不明確	明確	ない
答えをみつけるプロセス	はじめ	頭のなかは整理されていない	訊きたいことが何であるかが明確である	ない
	きっかけ	カウンセラーに話をすることによって，徐々に頭のなかが整理されていく	疑問点を訊く	ない
	情報収集	気づき（原因や事件の関連性に気がつく）	コンサルタントは豊富な知識・経験に基づいて，情報を与える	ない
	情報整理	感情の統合	取捨・選択をして，自分に必要な情報を得る	ない
	終わり	自分で解決策をみつける	答えを得る	方向性を与えられる
利　点		クライアントの自立（自己完結型）	すぐに目的を達することができる	管理しやすい
欠　点		・時間が必要である ・カウンセラーには豊富な知識や経験に裏打ちされた，熟練したテクニックが必要である	・依頼心を育ててしまう ・コンサルタントは十分な知識と経験をもって，正しい情報を与えなくてはならない	・依頼心を育ててしまう ・いわれたことはできても，自分で考えて行動することはできない

　医療は，教育でも指導でもコンサルテーションでもなく，また，カウンセリングなどのいずれでもありません．また，説得でもありません．ましてや，服従を求める命令ではありません．

　これまでのパターナリズムは指導に近い立場でした．「健康を守るお手伝いをします」ではなくて，「治してあげる」という立場でした．「何々をしなさい！」という命令は，反論の余地を残しません．同じように「歯を磨きなさい」という指導は，反論の余地を残しません．ときどき，ここに，前提条件をつけることがあります．「むし歯になるから，歯を磨きなさい」など，はじめからマイナスの前提を提示しておいて，恐怖を利用して命令を聞かせようとします．私たちは，多くの場面で同じような話し方を経験してきました．「いい学校に入れないから，勉強をしなさい」「男の子なんだから，もっとしっかりしなさい」と．しかし，その効果のほどはいかがでしょうか？

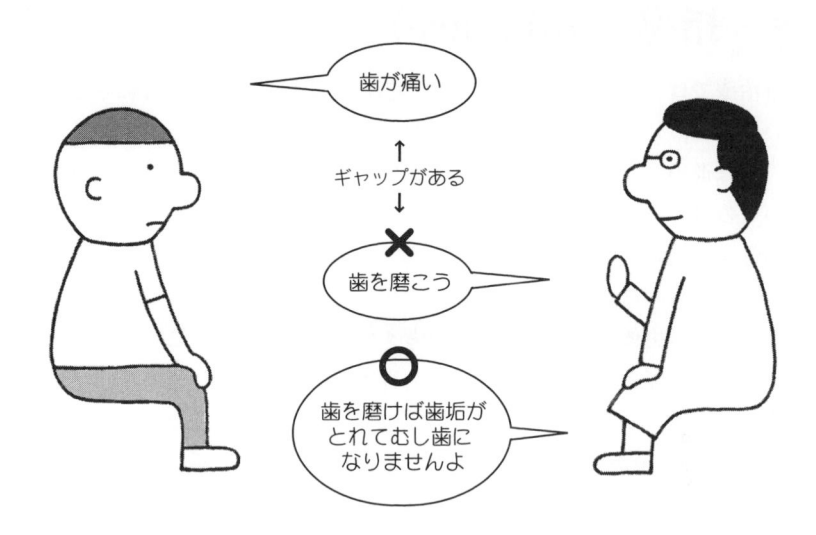

第3章　指導・コンサルテーション・カウンセリング　　37

歯が痛い

↑
ギャップがある
↓

×

歯を磨こう

○

歯を磨けば歯垢がとれてむし歯になりませんよ

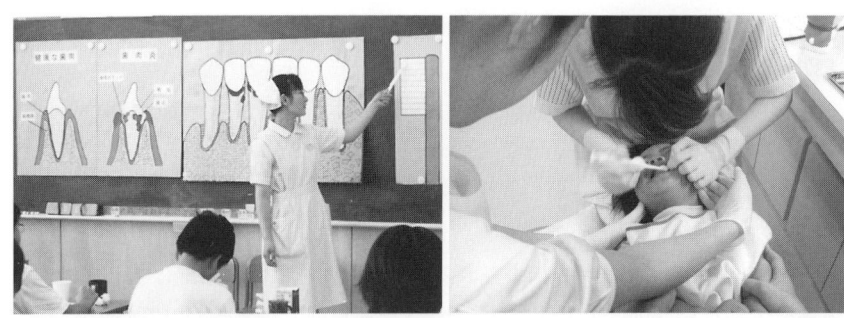

＜集団での歯磨き指導風景（左）・歯磨き指導（右）：押さえつけられて，むりやり歯磨きをされるのは子供にとっては嫌な体験ですからトラウマになるかもしれません＞

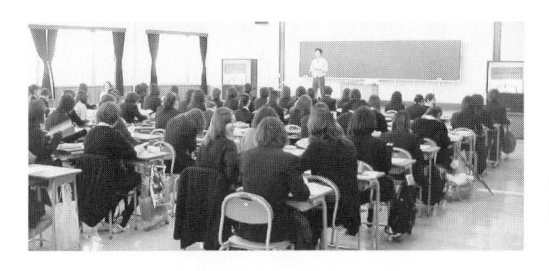

＜講義風景：講義は一つの枠にはめて講義したことを学ばせます．質問の自由は？＞

2 指導（guidance）

　歯科治療ではブラッシング指導など，○×指導という言葉を耳にします．指導というのは，知らない相手に何かを教える方法です．交通指導では「赤は止まれ，青は進め」などの交通規則を教えてあげることです．医療の現場での指導というのは，医療を知らない相手に，こちらから病気や治療についての情報や方向性を与えることを意味します．栄養指導は「ビタミンが足りないので，△□の野菜を食べなさい」です．

　では，指導の主体は誰であるのかを考えてみましょう．ここでの主体は，あくまでも歯科医師や歯科衛生士という歯科医療従事者です．患者さんは指導を受ける側です．

　患者さんは，「歯が痛い」「歯ぐきから血が出る」などの訴えをもって来院しました．患者さんのニーズは，歯の痛みを取ってもらうことで，むりやり指導を受け（させられ）ることではありません．患者さんが指導を受け入れるには，自分自身の病気の原因を理解し，その改善に歯磨きが大事であるということに「気がつく」必要があるのです．

　指導の最大の利点は，指導する側にとって，相手をある一定の枠にはめることにより，管理しやすいということです．「こうしなさい」「ああしなさい」という指導は，強い立場から弱い立場の相手への至上命令で，相手のバリエーションを考慮しなくてもよいのです．教師は学生に対して試験の当落を決める生殺与奪の権をもっています．指導される側に，疑問をはさむ余地はありません．「講義を休んだら，単位を上げませんよ」「交通規則で決まっているから赤信号では止まりなさい」です．歯磨きでは「むし歯や歯槽膿漏の原因は歯垢なんだから，歯を磨けばいいんです」ということになってしまいます．

　ある意味，指導する側は，熟練でなくても可能です．それだけに，優位に立つものの権威や過信・慢心につながる危険性を秘めています．

　一方で，指導の最大の欠点は，指導される側＝患者さんの依頼心を育ててしまうことです．指導される側は，指導に従っていればよいので，思考力が停止し，いわれたことはできても，自ら考えて行動できないということになってしまうのです．

しかし，医療の現場を考えてみましょう．私たちが対象とするのは赤ちゃんからお年寄りまで，さまざまな背景をもった患者さんです．ときには，何も知らない子供もいますし，地位や名誉や学識のある紳士や淑女であるかもしれませんし，私たちよりも年齢の高い場合もあります．ですから，ただやみくもに「歯を磨こう」では通用しないことのほうがはるかに多いのです．
　ですから，まず，医療従事者も患者さんも同じ目線に立つということがスタートラインになるのです．
　さて，次に大事なことは，患者さんのニーズをとらえることです．
　指導の欠点は，患者さんは指導されることを望んでいないこと，そして，その内容がニーズと一致しているとは限らないということです．指導の主体は歯科医師や歯科衛生士にあるのです．そのなかで，答えをみつけるプロセスもありません．単に，歯を磨くという方向性を与えられただけです．当然，満足感もありません．「歯を磨け」といわれたから「そうなんですか」ということにもなり，逆に反感を感じるかもしれません．
　ですから，指導の前提としては，相手の理解を得ることが重要になってきます．赤信号で渡ると，車にぶつかって怪我をしてしまうから，安全のために気をつけましょう，という正しい理由や動機づけがあればよいのです．勉強をすると，いろいろな知識が増えて楽しいというポジティブなモチベーションがあればいいのです．
　私たちは，歯を磨くという指導の前提として，なぜなのかという，患者さんへの説明と，理解と，動機を引き出さなくてはならないのです．その動機づけも，「○×しないと，△□できませんよ」という負の動機づけをしてしまいがちですが，これは長続きしません．「○×できると，△□できますね」という正の動機づけが，長続きと，信頼関係を得る最良の方法なのです．「歯を磨かないと，むし歯になりますよ」という表現と「歯を磨くと，一生自分の歯で咬めますね」という表現は，同じ意味ですが，受け取り方は180度違うと思います．コミュニケーションの世界では，マイナス＋マイナスは決してプラスにはならないのです．

3 コンサルテーション（consultation）

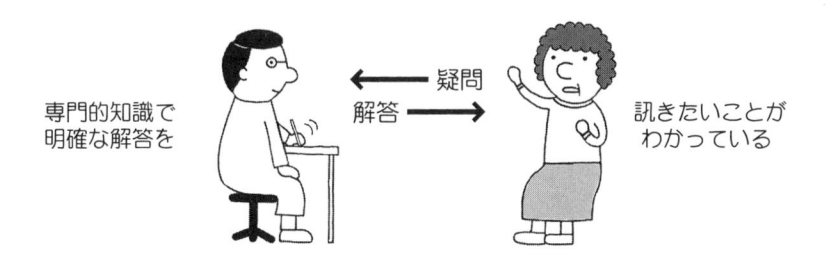

専門的知識で明確な解答を　←解答　疑問→　訊きたいことがわかっている

コンサルテーションとは，その道の専門家（コンサルタント）への相談です．

指導との最大の違いは，主体はコンサルトする側＝患者にあり，訊きたいことが明確であることです．「どんな歯ブラシがいいのでしょうか？」「入れ歯の手入れはどうしたらいいですか？」という疑問は，明らかな目的をもった具体的な質問です．質問のポイントが明確ならば，必要な情報を得られますので，患者さんは目的をすぐに達せられます．指導の問題点は，患者さんがその意味がわからなければ完結できないという点でした．この完結することこそが，心理的には非常に重要な要素になります．

しかし，欠点もあります．知らないことは訊けば答えを得られるのだと，依存心を芽生えさせる危険性です．同時に，すべての疑問に正しく答えるには，私たちは十分な知識や経験が必要ですし，それを誤解を生まない形で正しく伝達しなければなりません．そのための十分なトレーニングも必要になってきます．

残念ながら現状では，患者さんの質問を嫌がる歯科医師が非常に多いようです．これまで，質問に答えるというトレーニングを受けてこなかったからです．患者さんの疑問に納得のいく答えのできない医師は信頼を得られません．劣等感から「知らない」ことを素直に「知らない」といえないところに，私たち自身の心に潜んでいる問題があるのです．

もう一つの問題は，患者さんは，得られた情報のなかから，自分に必要な情報と回答を取捨選択して解決に導かなくてはなりません．ですから，ここでは，患者さんはある程度ステップアップし，自分自身で考えるという努力や情熱が必要になってくるのです．

4 カウンセリング（counseling）

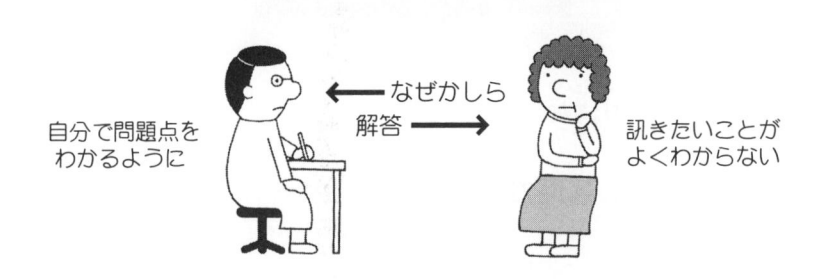

自分で問題点を　←なぜかしら　訊きたいことが
わかるように　　解答→　　　よくわからない

　患者さんの立場に立ってみると，指導やコンサルテーションよりも，もう一歩進んだものがカウンセリングです．
　カウンセリングには非常に多くの考え方や手法があります．
　しかし，中心となる考え方は共通しています．カウンセラーは助言や忠告をするとしても，直接的な回答までは与えません．問題を解決するのはクライアント（患者）自身であり，カウンセラーはこれを可能なかぎり導き，サポートするのです．ですから，カウンセラーにとっても忍耐が必要になります．
　しかし，扱うのは心の問題であり，クライアント自身がこれに気がついていないことも多いのです．カウンセリングの極意は，クライアントに話をしてもらうなかで，自分自身の問題点に自分で気づいてもらうことにあります．気づくことで，多くの問題は解決します．そして，行動変容をもたらします．自己完結ということが，カウンセリングの非常に重要な到達点になります．患者さんをいかに導いていくかがカウンセリングの重要なテクニックです．
　そのテクニックは，のちに詳しく解説しますが，クライアント＝患者の話をよく聴くということです（傾聴）．そして，カウンセリングの間は，クライアントの心の動きに絶えず注意を払う必要があります．その背景として，共感と支持が重要なエッセンスとなるのです．
　この方法は，医療分野では，とくに長期の自己管理を必要とするような，糖尿病や歯周疾患などで非常に有効な方法になってきます．食事の管理や歯磨きの重要性に気がつくことで，自分自身の行動を変えることができるからです．

第4章
医療面接

1 医療面接

1）医療面接とは何か

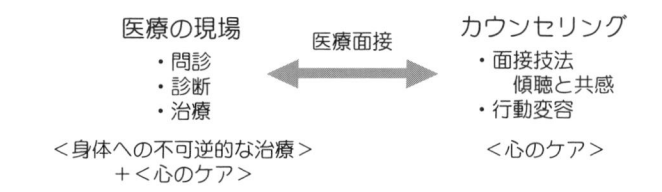

```
医療の現場            カウンセリング
 ・問診      医療面接    ・面接技法
 ・診断   ←――――→      傾聴と共感
 ・治療              ・行動変容

<身体への不可逆的な治療>    <心のケア>
  +<心のケア>
```

　医療面接（Medical interview[注1]）は医師と患者の間で相互に行われるコミュニケーションのあり方です．当然，これは，歯科医療分野でも同様で，歯科医療面接（Dental interview）が今後，重要なエッセンスになります．

　コミュニケーションは，意思の疎通をはかることですが，たまたま，その場が医療の現場なのです．ただし，病院という特殊な環境や，白衣による圧迫感や，立場の違いが，この正常なコミュニケーションを妨げてきました．

　インフォームド・コンセントは，患者の平等と自由意志と自己決定権を尊重します．しかし，患者が自分で考えて治療法を決定するという，ときには過酷な決断を求める反面をもつことになります．すべての人が自分自身の病状を冷静に把握し判断できるでしょうか．そこには「恐れ」や「不安」といった感情が伴います．ときには，病気を受け入れられないこともあります．これまで私たちは，患者さんの気持ちや感情に配慮する方法を習ってきませんでした．私たちは，臨床の現場に出てはじめて，患者さんの真剣な眼差しに触れるなかで，徐々に身につけたのです．

[注1] Interview の inter は，間（あいだ）にとか相互にという意味，view はみること．ランダムハウス英語辞典　1999年版．小学館．東京

2）医療の現場でカウンセリングとの共通点と相違点

　カウンセリングの対象は，クライアントの心の問題だけに限られています．
　一方，医療の特殊性は，疾病の治療や予防が最終的な目的です．ときには，手術などという不可逆的な物理的な行為が含まれます．同時に，私たちは病気だけを診ているのではなく，病気をもった人間そのものを診ているのです．
　しかし，病をもった人は，健康な人以上に，いろいろな心の悩みをもっています．医療面接では，これを「患者の感情に配慮する」という表現を使用しています．医療面接は問診や診断や治療というこれまでの古いタイプの医療の流れのなかに，もう一度，心の問題を組み入れようという方法です．そのために，カウンセリングの面接技法を応用したのですね．

3）医療の立場

　医療も一種の契約です．一般の商売では，お客さんが買いたいという依頼と，売りますという契約で対価が支払われます．気に入らなければ返品もできます．医療も同様に，来院した患者さんの病気を治して欲しいという依頼を前提に，医療行為が成り立っています．その面については，他のサービス産業などに比べて一歩出遅れているという感が否めません．
　依頼者には，選択の自由と選択しない権利もあることは承前の事実です．一般のサービス産業では，顧客は自由に店を選択し，ニーズに合わない店は「いかない」という選択が可能です．
　自由な選択には，顧客と店が同じレベルであることがそのよりどころです．一方で，医療では，医師＞患者という力関係になりやすく，弱い立場である患者さんは「治療してくれなかったらどうしよう」「先生に嫌われたらどうしよう」という恐れや不安から，不満を口にする機会を失うことが多いのです．信頼関係を構築するよりも，失われた信頼を取り戻すことが，いかにむずかしいかはすでに明らかでしょう．疾病の恐怖や不安を解決するのに，治療の恐怖をもってしても効力はないのです．医療面接は，私たちが患者さんに対する優位性を捨てて，同じ高さで患者さんのかたわらに身を置くことが最大の前提条件です．

2 医療面接の意義

 医師は，ただ肉体の病気を治すだけではありません．病気を治療するためには，患者さんの訴えを聴く耳をもたなくてはなりません．病状を相手にわかるように説明し，治療への協力を得なくてはなりません．病人は，病気をもったものではなくて，人が病気を有しているのです．なぜなら，医師は，患者さんに断りなくして，その身体を切り刻むことはできないからです[注2]．病気を治すためには，患者さんの訴えを聴く耳をもたなくてはならないのです．

 医療面接の意義は，「医療というものは，病気だけを診るものではなくて，その病気を有する人の心身状態のすべてを診ていくもの」であり，その架け橋となるものが医療面接という一つの方法であるということです．

 病気だけをみる身体的アプローチは，人を，心をもたない生物医学モデル的（Biomedical model）な生理反応としてしか診ていません．

 「血圧が高いから血圧を下げる薬を出そう」「中性脂肪が高いから野菜を食べなさい」「歯ぐきから血が出るのは歯槽膿漏だから，しっかり歯を磨きなさい」私たちは，個々の症状や検査結果などに振りまわされて，患者さん自身を診ることを忘れます．血圧の高い理由が，予約時間に遅れて走ってきたり，白衣を見て緊張したのかもしれません[注3]．高脂血症だった理由が，たまたま前日に焼き肉食べ放題だったのかもしれません．歯肉出血の背景には，食生活の乱れや見えない全身疾患などがあるかもしれません．こういったことは，目先の症状を見ているだけでは判断ができないのですね．そういった病状の背後に隠れた本来の状況を見抜く方法が，患者さんとのコミュニケーションであり，その手段が医療面接技法なのです．

 心理社会的にアプローチを行うと，病気をもっている患者さんを一個の人として診ますので，全人医療モデル（Biopsychosocial model）とも呼ばれています．そこには，患者さんの家族背景や信条まで含んでいます．この，医療従事者自身の考え方の転換（シフト：shift）が，今後の医療に求められているの

[注2] これは，刑法第204条により，単なる暴行・傷害罪，あるいは刑法第211条の業務上過失致死罪になる．
[注3] 白衣性高血圧症という病名も存在する．

です.「歯を診て,人を診ず」から「人を診る」への転換が,必要なのです.

　Peabody F.W.は臨床医の資質を,簡潔な言葉で,「臨床医になくてはならない資質の一つは,人間に興味をもつこと.なぜなら患者のケアの秘訣は,患者を大切に思うことだからである」と述べています[注4,5].

　医療面接の準備段階として必要なことがあります.

　それは,受容的な雰囲気をつくり出すための態度,かかわり行動[注6]と呼ばれています.実際には,患者さんが診療所に入る以前,そして,病院や診療室全体の雰囲気,医師や医療スタッフの雰囲気全体が,病院という場の印象をつくり出しているからなのです[注7,8,9].つまり,私たちが,患者さんの心の動きに注意していくということが,医療従事者と患者さんの相互のコミュニケーションをスムーズに行うための第1のステップになるのです.

　第2のステップは,私たちの臨床能力との絶妙なバランス感覚です.医療では,病気という身体の現象とともに,心の問題をも扱わなければならないという,非常にむずかしい立場にあるのです.一方で,患者さんの心にとらわれると,私たちは冷静な判断力を失います.逆に診断や治療を優先すれば,心のケアを忘れます.患者さんの心の問題を受け入れながら,客観的に診断と治療を行えるバランスのとれた冷静でクリアな判断力を身につけなければならないのです.

[注4] Peabody F.W.：The care of the patient. J Am Med Assoc, 88, 877-882. 1927
[注5] C.K.Aldrich：医療面接法　よりより医師－患者関係のために.医学書院.東京. 2000
[注6] attending behavior：マイクロカウンセリングで Ivey が使用.斎藤清二：はじめての医療面接　コミュニケーション技法とその学び方.医学書院.東京. 2000・Ivey A.E.：マイクロカウンセリング.川島書店. 1985
[注7] 厚生科学研究「エイズ拠点病院の機能評価に関する研究」研究班監修：病院サービス患者レポート.プリメド社.大阪. 2001
[注8] 飯島克巳：外来でのコミュニケーション技法.日本医事新報社.東京. 1999
[注9] 飯島克巳：外来での行動医療学.日本医事新報社.東京. 1999

3 医療面接の3つの役割軸

1）医療面接の考え方

　医療面接は，古いタイプの問診とカウンセリングをつなぐ架け橋のようなものです．Cohen-Cole[注10]は，医療面接に必要な3つの役割軸について述べています．
① 患者理解のための情報収集（医療情報の収集）
② ラポールの確立と患者の感情への対応（医師と患者との信頼関係の確立）
③ 患者教育と動機づけ

<Cohen-Coleの3つの役割軸（一部改変）>

	集める情報	情報の集め方	
患者理解のための情報収集（医療情報の収集）	①部位 ②性状 ③重症度 ④時間的経過 ⑤症状の出現状況 ⑥修飾要因 ⑦随伴症状	①いつ（When） ②誰が（Who） ③どちらの（Which） ④どこに（Where） ⑤何が（What） ⑥どのようにして（How） ⑦なぜ（Why）	古いタイプの問診
ラポールの確立と患者の感情への対応（歯科医師と患者との関係の確立）	患者の気持ち 患者の感情	①傾聴 ②受容（Acceptance） ③共感（Compassion） ④臨床能力 （Clinical competence）	医療面接技法 医療コミュニケーション
患者教育と動機づけ	自分自身の病態の理解	①病気についての教育 ②治療計画についての調整と治療の継続 ③動機づけ	インフォームド・コンセント カウンセリング

[注10] Steven A・Cohen-Cole：メディカルインタビュー　三つの役割軸モデルによるアプローチ．メディカル・サイエンス・インターナショナル．東京．2000

2）患者理解のための情報収集

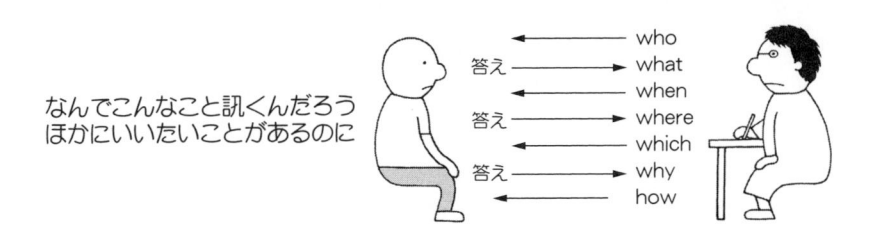

なんでこんなこと訊くんだろう
ほかにいいたいことがあるのに

答え → who
答え → what
　　 → when
答え → where
　　 → which
答え → why
　　 → how

① 問診から医療面接へ

　問診とは，患者さんの病状を把握するための情報収集です．私たちは，古くからこの方法を何の疑問ももたずに用いてきました．一般的には，主訴・現病歴・既往歴・家族歴などの情報を収集します．「問診」は，尋ねるという意味の「問」と，診断・診察・診療などの意味の「診」との組み合わせです．したがって，「質問と診療」から成り立っています．問診とは，医師側からの問いかけにより，患者側の答えを引き出して，病状を判断し，診断を下す過程です．

　しかし，問診は，私たちの問いかけからスタートし，最後まで問いかけで終了します．基本的には，患者さんに自由に話させるという概念はないのです．とくに，既往歴や家族歴など，患者さんには，なぜそのようなことを訊かれるのか理由がわかりません．また，訊かれたことにしか答えられませんので，他にいいたいことがあっても，なかなか話し出すチャンスがありません．

　唯一，主訴だけは「歯がずきずき痛い」とか「顎が腫れた」などのように「患者の話した言葉どおりに記載する」と教えられてきています．しかし，問診は，患者さんをあくまでも「病気」としてしか診ていず，一個の人間として対応をしていないという問題点があるのです．「ご気分は？」「痛いと辛いですか？」という問いかけは，古いタイプの問診のなかには存在しません．

　古くは，医は仁術といわれ，学ばなくても多くの医師は，コミュニケーションの大切さを知っていました．しかし，私たちは，医学教育のなかで具体的なコミュニケーション技術を習っていません．そのようななかで，患者さんのQOL維持のためには，病気を治療するだけでなく，その心理までサポートすることが求められるのです．

② 患者理解のための情報収集とは

　医療面接者が患者さんに質問することによって，情報の収集がスタートします．しかし，患者理解のための情報収集とは何を意味するのでしょうか．また，収集すべき情報とはどのようなものでしょうか．

　収集すべき情報は，私たちがこれまで用いてきた古典的な問診の内容とほとんど変わるものではありません．患者さんの訴える主訴に対する情報収集の方法は，６Ｗ１Ｈからなっています．そのなかで，医療情報を正確かつ客観的に収集し，病状を把握しなければなりません．システムレビュー（System review）も一つの方法です．

　しかし，これまでの問診法では，患者さんは尋問を受けているようなイメージを受けます．同時に，こういった質問法では，患者さんは質問されたこと以外のことを答えにくいので，それ以外の情報を伝えるチャンスがありません．これが，古いタイプの問診の第１の問題点となります．

　私たちは，たくさんの問診項目を訊かなくてはならないと教えられました．歯科診療を行ううえでも，患者さんに訊かなくてはならない項目は，山のようにあります．私たちが，はじめて臨床実習で患者さんを目の前にしたとき，頭のなかは真っ白で，必死で暗記したこれらの項目を「訊き漏らしてはいけない」と思いながら，冷や汗をかきながら大根役者の棒読み台詞のようにいった記憶があると思います．私たち自身が緊張していれば，患者さんも緊張します．これでは，正常なコミュニケーションが行われないことは明らかですね．

　第２の問題点として，正しい診断を行う前提条件には，私たち自身の十分な臨床経験や知識が必要となるのです．私たちは，患者さんの話を聴きながら，頭のなかでいろいろな病気の可能性を探りはじめます．このときに，私たちは自分の過去の経験や知識と照らし合わせて，可能性のありそうな病気に対する質問をし，可能性を徐々に絞り込んでいきます．

　しかし，上述のように，古いタイプの問診では，患者さんは限定した答えしか答えられません．患者理解のための情報収集とは，単に診断や治療のために必要な情報だけでなく，その背後に潜んでいる患者さんの隠れたニーズや心理状態も含んでいるのです．

3）ラポールの確立と患者の感情への対応（歯科医師と患者との関係の確立）

① 医師－患者関係とは

　ラポール（Raport[注11]）とは，医師と患者の良好な信頼関係です．良好な歯科医師－患者関係です．医療の目的は，身体の苦痛を取り除き，QOLを支えていくことです．この痛みは，身体ばかりではなく，心の痛みも含んでいます．患者さんの問題解決を援助するには，医療行為だけではなく，心身両面からサポートするということです．

　たとえば，私たちは，患者さんの「痛いのだ」という訴えを素直に受け入れ，理解しているでしょうか．よく，こんな台詞を聞くことがあります．患者が「先生，痛いんです」と訴えると，医師は「痛いのは，生きている証拠！」と答えます．ここに，はたして思慮深さが感じられるでしょうか．

　医師－患者関係は，まじないの時代からパターナリズム，むんてらを経て，インフォームド・コンセントの時代になって，ようやく患者さんの自由意志と自己決定権が重要視され，医師＝患者という関係に近づいてきました．しかし，まだ完全に対等の立場ではありません．医師側が患者さんの近くに降りていくまでの自己意識の改革には努力が必要ですし，患者自身も自分の健康を自分で守るという意識が浸透するまでは，しばらく時間が必要なのです．両者のギャップを埋める一つの方法が，医療面接という技法になります．

　サポート（Support[注12]）とは下から支えることを意味し，病人のみならず健康維持のために医療や社会が行うお手伝いです．むずかしいことですが，私たちも患者さんも同じ人です．状況を変えれば，どちらが優位でどちらが劣るという差別はできません．物事を一方向からしか見られないことは，歯科医師の独りよがりなのです．ただ，私たちは，歯科医療という特殊な方法を使って，人々の健康増進を支える役割を荷っているのです．

　患者さんの隠れたニーズや感情や気持ちを理解するためには，患者さんの視線で，もう一度医療を見つめ直してみる必要があります．

[注11] 意思の疎通性．精神科医と患者，心理テストの実験者と被実験者などとの間に不可欠な同調の関係を意味する．ランダムハウス英語辞典　1999年版．小学館．東京

[注12] ランダムハウス英語辞典　1999年版．小学館．東京

② 医師-患者関係の形成に必要な医師の態度

Rosen[注13]は，良好な医師-患者関係の構築のための3つの要素をあげています．これは，カウンセリングの立場に近い方法です．
・受容（Acceptance）
・共感（Compassion）
・臨床能力（Clinical Competence）

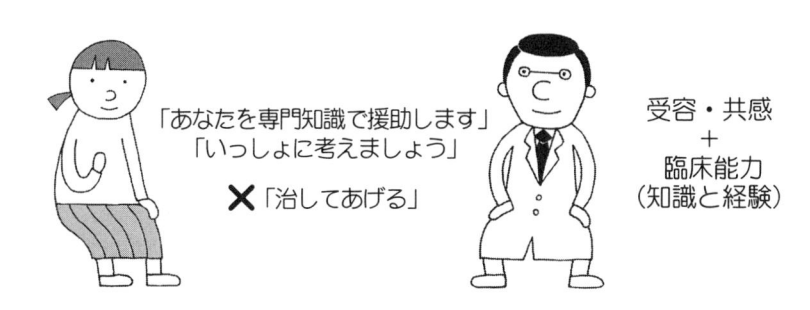

受容とは，相手をありのままに受け入れる能力のことです．

共感とは，相手の，とくに感情的な部分を受け入れて，きちんと伝わっているのだと，相手にわかってもらう能力のことです．

それとともに，私たちは冷静かつ客観的に病状を把握して，適切な検査方法を選択し，診断して治療を行っていく臨床能力が求められていることになります．

受容と共感は，カウンセリングにおいては非常に重要なキーワードであり，重要なテクニックです．これは，患者さんの病気に対する恐怖や不安，病院という特殊で異常な環境にある緊張感などといった感情や気持ちに気がつき，受け止めて，それに対して配慮しようというものです．したがって，臨床医には，良好な医師-患者関係を構築したうえで，客観的に医療情報を収集する臨床能力が求められ，なおかつ，その微妙なバランス感覚が必要ということになります．

[注13] 斎藤清二：はじめての医療面接　コミュニケーション技法とその学び方．医学書院．東京．2000

4）患者の教育と動機付け

　指導は，医療主導で情報を伝えるだけで，その理由づけはありません．はじめのニーズは，痛みや腫れや咬めないなどの病状の改善です．しかし，病気の病状や原因や治療法を知るなかで，徐々に患者さん自身が自分の健康に興味をもちはじめます．この行動変容の変化を，ごく自然に導いていくことが重要なポイントです．
① 病気についての教育（病状・原因・治療法など）
② 苦痛について，私たちがサポートをしていくという姿勢
　感染症は薬，外傷などは外科的治療が中心になります．しかし，生活習慣病といわれているように，現代病の多くが生活習慣や食生活などを背景として起こってきます．齲蝕も歯周炎も，歯磨きの癖や砂糖の摂取頻度など，多くの習慣的因子が絡んでいます．これを改善するには，私たちが頭ごなしに指導だけをしても無意味です．また，病気の恐怖を動機づけにすることも，長期間の効果はありません．私たちが主体の指導という立場から，患者さんが主体の予防という立場に導く必要があるのです．ヘルスプロモーションや健康日本21などでいわれている，普通の人々が自らの責任で健康を維持できるように，自助自決のためのサポートをすることが最終的なゴールになります．

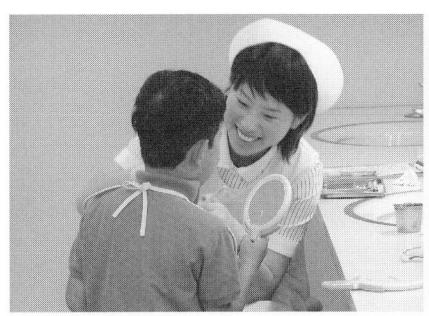

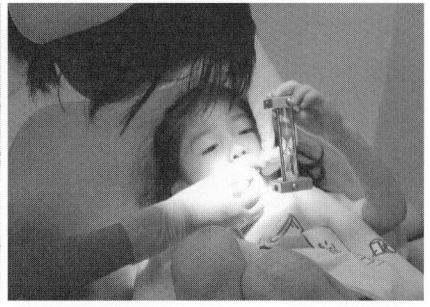

＜歯磨き指導（左）・フッ素塗布（右）：医療の現場で重要なことは，お互いの理解と信頼関係です．そのなかで，良好な動機づけもコンプライアンスの向上も起こります．私たち医療スタッフと患者さんの爽やかで屈託のない笑顔が重要なポイントです＞

歯科医療面接技法各論

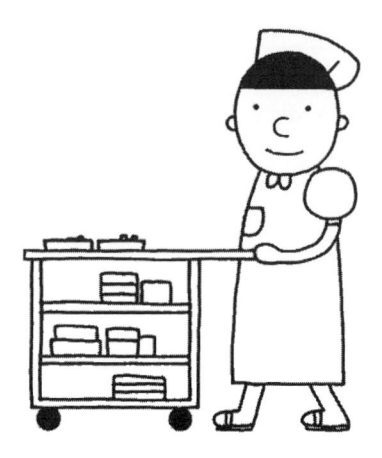

第1章
面接の準備

1 医療面接の前に注意すること

　医療面接の準備段階として，いくつか必要なことがあります．

　それは，受容的な雰囲気をつくり出すための態度・かかわり行動です．実際には，患者さんが診療所に入る以前，病院や診療室全体の雰囲気，スタッフの雰囲気などのすべてが病院という場の印象をつくり出しているのです[注1,2]．

　医療の現場でも，言語的コミュニケーションが中心であることは確かです．しかし，表情や仕草などによる非言語的なコミュニケーションや，微妙な話し方などの準言語的なコミュニケーションも重要になってきます．病院という場や，白衣や消毒の臭いなどは，独特の雰囲気をつくり出しますので，患者さんに与える影響も十分に考慮しなければなりません．

　人には本音と建て前があり，現実社会のコミュニケーションでは，必ずしも一致しているとは限らない場合も多くみられます．逆に，本来の意図を覆い隠すために大げさに非言語的なコミュニケーションが用いられることもあるのです．患者さんは不安や緊張から，はじめはなかなか本音を話せないこともあります．さらに，本当に目の前にいる私たちを信頼していいのかどうかを値踏みして，意図的に本音を隠していることもあるのです．不安や緊張や不信を取り除き，患者さんが話しやすい状況をつくり出すことこそが，医療面接の最大の目的です．

　その準備段階として，話しやすい環境設定や話し方などが必要となります．当然，私たちが患者さんに与える視覚的な印象も患者さんに影響を与えます．医療の現場では，この非言語的なコミュニケーションへの配慮が重要な因子になってくるのです．

[注1] 厚生科学研究「エイズ拠点病院の機能評価に関する研究」研究班監修：病院サービス患者レポート．プリメド社．大阪．2001
[注2] 飯島克巳：外来でのコミュニケーション技法．日本医事新報社．東京．1999

2 面接場所の設定

　医療の現場はおもに病院で，歯科医療であれば99％は歯科診療所です．この場の与える影響が，医師－患者関係の構築には非常に大きい因子です．
　患者は「痛い」などの症状を感じています．しかし，病状があるのと，病院へ行くことは直結していないのです．治るかもしれない，治らなかったらという葛藤のなかで，病気の恐怖と治療の恐怖を秤(はかり)にかけて，勇気を出してうち勝つことで，ようやく病院へと足を運ぶのです．その患者個人の経験や知識からくる，病院という場のもつ，あまり楽しくない場所というイメージが，すでにベースとしてあることを忘れてはならないのです．病気によるデメリットが，病院へ行くという勇気（とくに歯科治療では金銭的な面も含めて）よりも重いときでなければ，患者さんは重い腰を上げないのです．

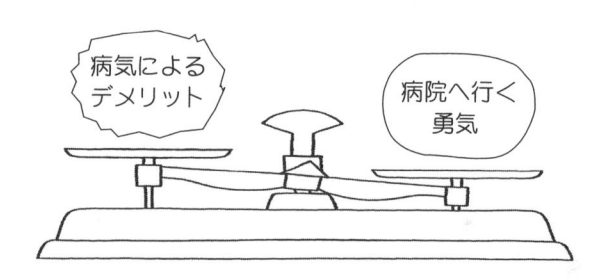

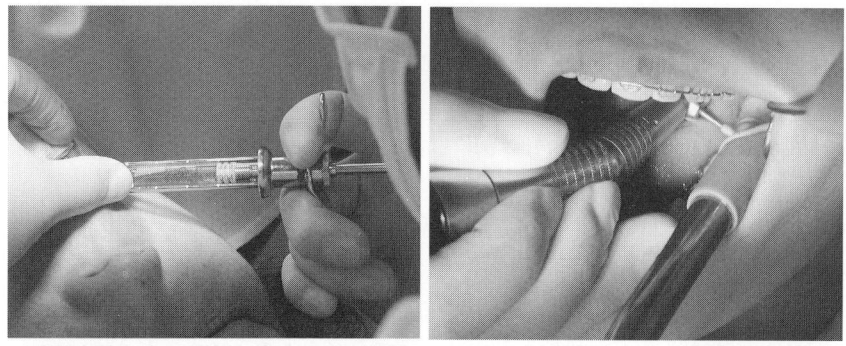

＜浸潤麻酔と歯の切削：歯ぐきへの麻酔の注射や歯を削るという，患者さんにとって非日常的な行為は，不安の最大の対象物になります＞

1）病院であるということ

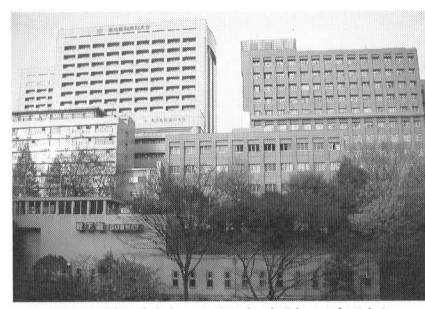

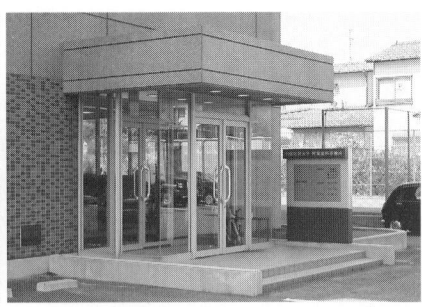

＜大学病院（左）や総合病院の歯科と，小さい歯科診療所（右）では，おのずから患者さんのイメージも，来院の動機も，不安や緊張感も違っています＞

　病院という場所そのものが，医療の場を構築します．病院のもつ雰囲気やイメージが，自分は患者であるという認識をつくり出すのです．これは当然，私たち自身にも医療従事者であるという自負を負わせます．

　大学病院などの大病院と，小さな歯科診療所とでは，はじめから患者自身の心構えにも大きな差があります．同じ診療所でも，入りやすい雰囲気と，入りにくい雰囲気もあります．

　では，受容的な雰囲気とは何でしょうか．

　病院というのは，一般人にとっては異常な環境です．私たち医療に携わる者は慣れていますが，はじめて来院する患者さんにとっては，非常に特殊な環境です．マスコミやドラマなどで目にしている「死」などがつきまとう環境です．病気＝生命の危険にかかわるような状況に直面しなければ，可能な限り行きたくはないし，また，行く必要のないところなのですね．

　また，独特のイメージが歯科医院にはあります．発熱や頭痛や胃痛であれば，ほとんど迷わずに病院の門をくぐります．しかし，歯科はどうでしょうか．とくに歯科医院は，はじめから居心地が悪いと感じるマイナス面を負った環境なのです．

　では，私たちが居心地がよいと感じる環境はどのようなところでしょうか．遊園地や一流のホテルや旅館などでは，誰でも居心地のよさを感じます．ホスピタリティ・ヒューマニティ・アメニティに満ちているからです．はじめから，

テーマパークには従業員（キャスト）が，訪れたお客さん（ゲスト）を楽しませようという心づかいがあるからです[注3]．同時に，お客さん自体にポジティブな動機があります．あの遊園地がおもしろいという攻略本が発売されます．友人からおもしろい話を聞かされ，お土産までもらった，そういうポジティブなデータが，足を運ぶ前から積み重ねられて期待感を増幅させ，予期満足が得られるのです．期待値が高い分，アメニティ・パークはそれなりの企業努力も強いられることは確かですが，現実の楽しさが予想よりも高ければ，満足感も増幅します．増幅した満足感は，さらなる満足を求めてリピーターを生み出します．これが，ポジティブ・フィードバックです．

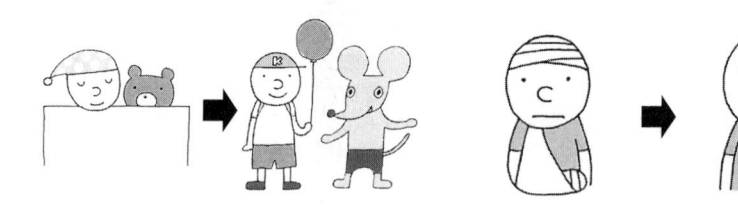

はじめからポジティブ　　　　　　　　　　はじめからネガティブ

一方，病院ははじめから動機がネガティブです．通常の状態よりも「痛み」などの何か不都合なマイナス要因が起こったことが，病院へ行く動機だからです．病院に対する期待値ははじめから低いのです．マスコミや人の噂などから，やはり，よいイメージも得られません．したがって，病院へ来る患者さんの多くは，はじめから予期不安に満ちています．「もし，痛かったらどうしよう」「死の病だといわれたらどうしよう」「保険がききませんといわれたらどうしよう」などと悩んでいます．そして実際には，期待より，さらに低い結果の待っていることが多いのです．もともとマイナスから出発したのですから，ある程度の治療効果自体も，あくまでも原状回復でしかないのです．不満感は増します．そして，「やっぱり……」というネガティブ・フィードバックが生み出されてしまう結果になります．

[注3] 香取貴信：社会人として大切なことはみんなディズニーランドで教わった．こう書房．東京．2002

2) 病院のどこで

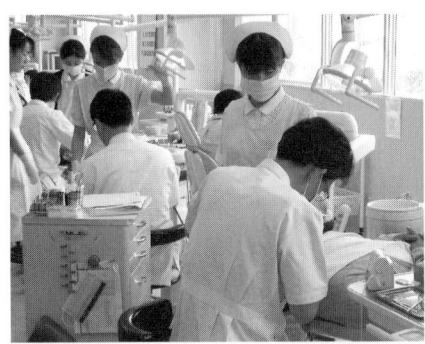

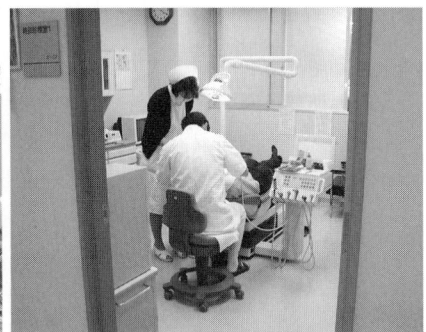

<ユニットのたくさん並んだ診療室と個室．大診療室では周囲が気になり，プライバシーの保護という点では劣ります．しかし，恐怖という面から考えると，ほかの人も診療を受けているから大丈夫だという，治療空間の共有という意味で，安心感が得られるかもしれません．個室では，プライバシーへの十分な配慮が可能です．しかし，個室は逃げ場がないので，恐怖や不安への十分な配慮も必要となります＞

　これは，とくにプライバシーと関連します．一般的な内科や外科などの場合には，患者さんがひとりひとり呼ばれて個室で診察を受けます．聴診などの際に上着を脱いだりしますので，診察を受けるための，まさにプライバシーの保護であると思われます．

　歯科ではなぜか，いくつもの診療ユニットが並んでいる状況で診療を受けるケースが多いと思います．歯科では，患者さんは口を開くだけですので，これまであまりプライバシーの保護などが重要視されていなかったことは確かです．しかし，患者さんに，ほかの人やほかのドクターに聞かれたくない悩みなどがある場合には，第三者のいる環境ではなかなか本音を口にしないことが多いのです．とくに最近では，歯や口のなかの悩みに加えて，歯科心身症など，心理的な問題を抱えたケースも多くみられることから，患者さんのタイプによっては，個室や相談コーナー，あるいはカーテンや仕切りなど，プライバシーの保護を考慮する必要性が徐々に増加していくものと思われます．

3 身だしなみ

　第一印象は，コミュニケーションを行ううえで，非常に大きなウエイトを占めています．顔つきや表情ばかりでなく，服装など，患者さんを取り囲むすべての環境が左右する因子となります．これを印象づけるのは，多くは世間一般の常識的な考え方と，その患者個人の，これまでの人間関係や経験などに基づいて形成された先入観が背景にあることが大きいのです．第一印象は，患者が医師を判断する基準となることはもちろん，逆に，医師が患者を診ることにも役立ちます．と同時に，逆に，先入観が客観的な判断を妨げる原因になることもあるのです．したがって，第一印象は諸刃の剣です．できれば，患者さんに対して不必要な誤解を招くような身だしなみはしないほうがよいでしょう．

1) 全体的な印象

　これは，医療人としての清潔感を表しています．

	よい印象	悪い印象
頭　髪	梳かしてある 束ねてある	過度の長髪 茶髪 乱れ
髭	手入れがしてある （威厳のためというDr.も）	見苦しいものは反効果的
爪	短く（清潔のため） （口腔内に手を入れる）	マニキュア 長く伸ばしている 爪の間の汚れ
化　粧*	あまり過度でないほうがよい	香水 オーデコロン
アクセサリー**	あまり過度でないもの	指輪（清潔感がない・邪魔） 腕時計（清潔感がない・邪魔） イヤリング

＊香りの好みは普遍的ではないので，できれば避けたほうがよい．また，感染症などは臭いが重要な手がかりになることもある．
＊＊腕時計や指輪をした部分は手洗いできない．歯科治療では頻繁に手洗いを行うので，はずしておくのが望ましい．

2）服　装

① 白衣

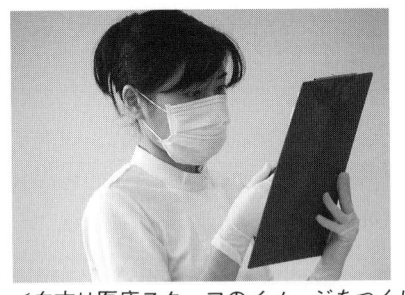

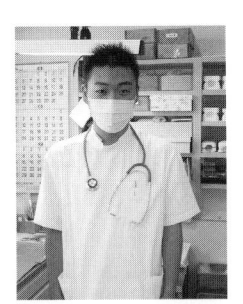

＜白衣は医療スタッフのイメージをつくり出します．医療行為は清潔行為ですので基本的には清潔感のある服装が望ましいでしょう．首にかけた聴診器などは過剰な防御です＞

　白衣＝医療関係者というイメージがあります．利点は，医療従事者と患者という役割分担の構築[注4]による治療構造の守りとなります．

　欠点は，白衣でも必要以上の身だしなみは緊張感を生む可能性もあります．たとえば，首にかけた聴診器などは過剰な防御です．よく新人医師などが必要のない食堂などでも聴診器を首にかけているシーンを目にします．単に，格好がよいからという理由ではなくて，一人前の医師として見られたいという無意識の劣等感や防御反応の現れです．

　また，白衣は，一種の作業衣として認識すべきでしょう．歯科診療でも，歯の切削片や唾液や種々の材料，ときには血液なども飛び散ることがあります．そのままの状態で食堂や病院外に出歩くことは，あまり好ましいことではありません．患者さんの前では，なるべく清潔な白衣を身につけましょう．

② 私服

　現在，プライベートであるという意思表示です．

　一方で，欧米の医師や，とくに小児科や小児歯科などでは，患者への不安や緊張感を最小限に押さえるために，わざと，白衣を着ないこともあります．

[注4] 斎藤清二：はじめての医療面接　コミュニケーション技法とその学び方．医学書院．東京．2000

③ その他

　白は強いイメージですので，小児歯科などでは色のついた白衣を着ることも多いです．薄い青やグリーン，ピンクなどが多いようです．また，ナースキャップをしない病院注5も増えてきています．

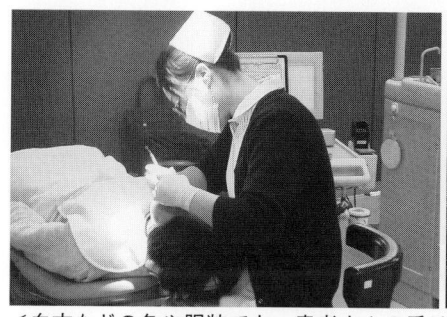

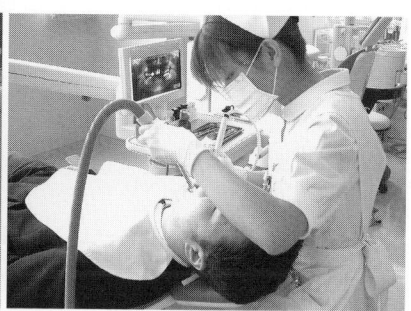

＜白衣などの色や服装でも，患者さんの受けるイメージは変わります＞

　また，どうしても医療関係者は胸ポケットを，筆記用具や手帳などでいっぱいにするケースが多いようです．普通の診療ならばよいのですが，歯科診療では，水平位診療時，患者さんの頭の上に歯科医師や歯科衛生士などの胸が当たることが多く，なるべく最小限にするべきです．また，とくに小児をみる場合には，抱き上げたりすることもありますので，子供の顔の当たる胸の部分には固いものがないほうが好ましいでしょう．

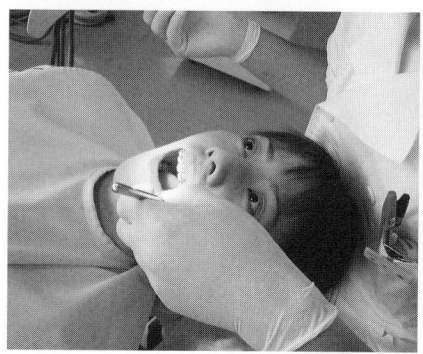

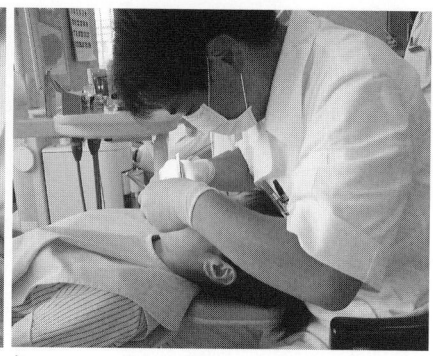

＜胸ポケットのペンなどが患者さんの頭や顔にぶつかると危険なこともあります．小児歯科などでは子供を抱き上げる場面もあるので，その際は，はずしておいたほうがよいでしょう＞

注5　これはナースキャップを毎日取り替えられないという清潔感の問題も含んでいる．

4 小物類

どのようなものが医療のイメージとなるのでしょうか.

診療室のなかにある種々の医療器具類も，医師と患者さんの関係を明確にするものとなります.
　・聴診器
　・レントゲンのシャーカステン
　・カルテ
　・消毒薬の臭い
　・隣のユニットのエアタービンの音
これには，いくつかの考え方があります.

① 目に入るほうがよい場合
　　ある程度の病院の備品は，病院に来たという心の準備を促し，医師－患者関係をつくる重要な大道具・小道具となります.

② 目に入れないほうがよい場合
　　小児や不安感の強い場合など，恐れや不安を抱かせると思われるもの
　　　　・とくに，生々しい写真やイラスト
　　　　・血のついた機械器具
　　不快感を引き起こす可能性のあるもの
　　　　・前の患者さんの治療器具や汚れたユニット

③ 意図的な配慮
　　カウンセリング・音楽療法・絵画療法などでは，
　　　　・ほかのものが目に入ることで，集中力が失われることがある
　　　　・白い壁がよいとの説もある

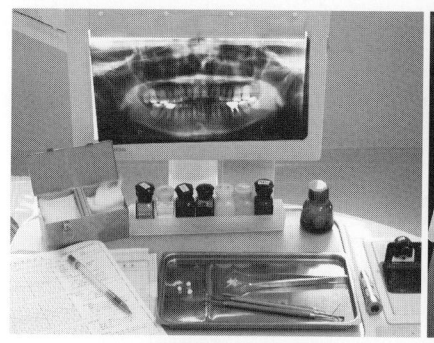

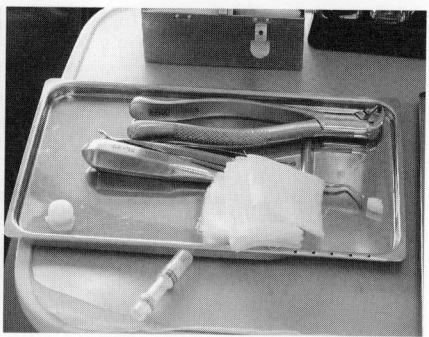

＜レントゲンや薬瓶などは歯科治療へのイメージを高めます．しかし，抜歯用の鉗子などは恐怖心を高めるかもしれません．とくに治療中は，注射器やメスなどは目に入らないように気をつけましょう＞

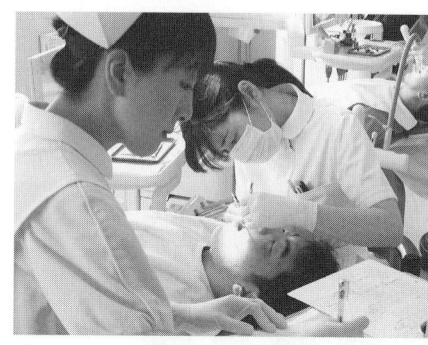

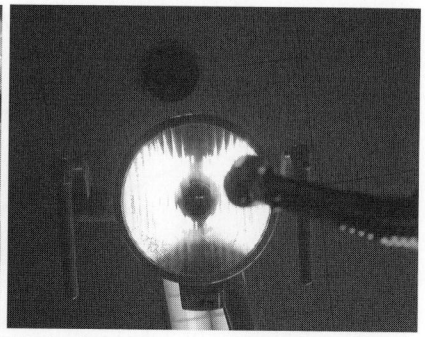

＜ユニットに横になった患者さんの視線で見上げたときには，無味乾燥な天井と，病院というイメージの強い無影灯と，恐怖のエアタービンなどが否応なしに目に入ることになります．また，歯科医師や歯科衛生士の顔が目の前にありますので，多くの場合には，患者さんは目のやり場に困ることになります＞

5 医療面接者と患者の位置関係

医療面接者と患者の位置関係は，同時に，コミュニケーションの雰囲気をつくり出すための重要な場です．

1) 医師と患者の水平的空間距離

　人には，コミュニケーションに適当な距離があります．これは，テリトリー (territory) とよばれています．テリトリーとは，動物では「なわばり」として知られています．自分の影響力の及ぶ領域のことであり，同時に，そのなかでは安全を確保し，安心感を得ることができる領域のことです．テリトリーを人に当てはめた場合には，人が安全と感じる自分の空間的な広さのことになります．Hallらは対人関係の距離をいくつかのパターンに分類しています[注6]．おもしろいことに，対人関係を構築する人の親密性などにより，この安全圏は変化します．

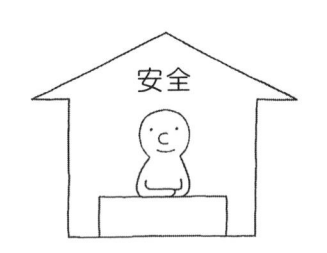

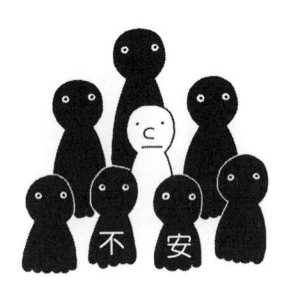

　たとえば，自分の家や部屋の中，車の中などは安全圏です．しかし，そこに他人が来た場合には，安全圏が変わってくる可能性があります．外出した場合にもテリトリーは変化してきます．周囲にいる人が，知り合いであるかまったく知らない人であるかによってもテリトリーが変化するのです．当然，病院や診療所という，特殊な環境においては，この安全と感じる距離感も変化していきます．

[注6] 吉森護編著：人間関係の心理学ハンディブック．北大路書房．京都．2000

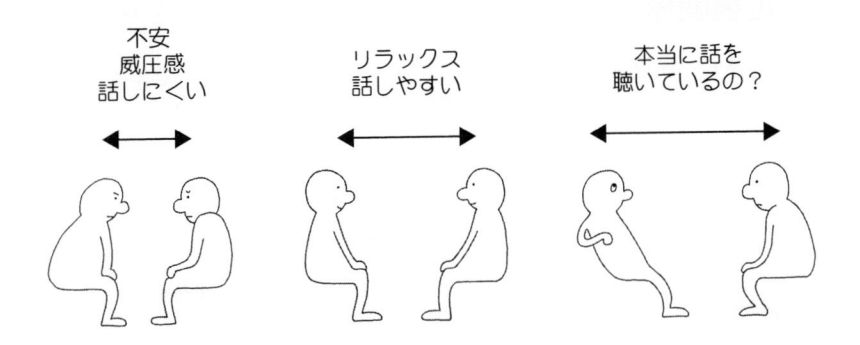

不安	リラックス	本当に話を
威圧感	話しやすい	聴いているの？
話しにくい		

　一般的に，日本人では水平的空間距離は約1メートルが望ましいといわれています．手を伸ばして届く範囲を自分のテリトリーとする考え方が多いようです．武道での，間合いの距離を考えると理解しやすいでしょう．

　一方で，民族性などの違いもあり，欧米人では，半分の50センチメートル程度になります．よく日本人とアメリカ人が話をしているときに，アメリカ人が徐々に近づいてくると，日本人が後ずさりをしている光景を目にするのは，この安全と感じる距離の差の違いなのです．

　初対面なのに近すぎる場合には，患者さんは威圧感を感じ，落ち着かず，安全でないと感じます．逆に，離れすぎている場合には，医師側の聴くという態度が疑われ，あまり真剣に対応してくれないという不安感や諦め感を患者さんに誘発することになります．

　したがって，医療の現場においても，適度の距離感が必要となります．

　ただし，この距離感には個人差があることも確かです．実際に話をしながら，患者さんがそわそわして落ち着かないとか，椅子を後ろに下げるような動作をするときには，医師や歯科医師はカルテに書き込む振りやレントゲンなどに目を向けるなどして，視線をはずす配慮が必要になってくることもあります．

2）位置関係

位置関係も，医師－患者間のコミュニケーションには重要な要素です．

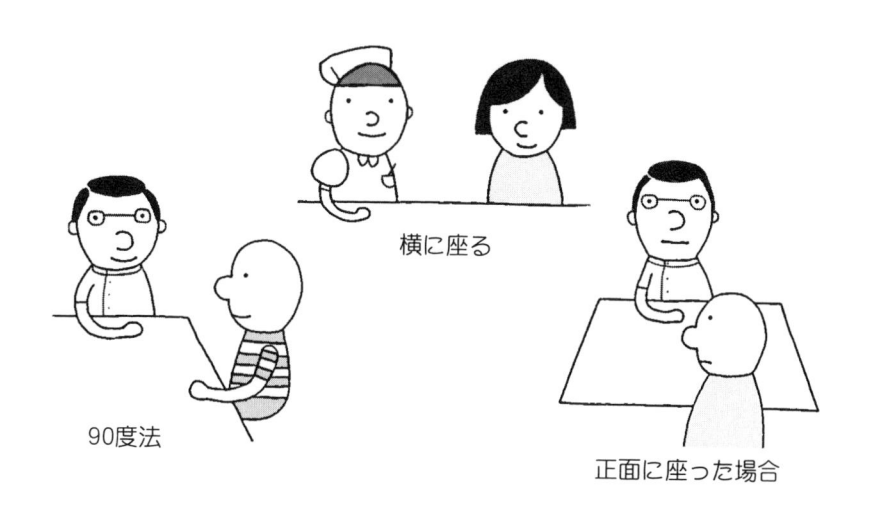

横に座る

90度法

正面に座った場合

① 90度法

机の角をはさんで，医師と患者さんが90度の角度で座ります．現在は，この方法が最も好ましいといわれています．一般的な医療の問診の現場でよくみられる光景です．医師は机に向かい，カルテを広げています．患者さんはその横の丸椅子に座って，医師の尋ねる質問に答えています．医師がカルテを記載するために目をそらしたりすることで，患者さんには適当に考える時間が与えられ，逃げ道を残すことになります．

しかし，なかなか現実の歯科診療所では，みられない方法です．

② 正面に座った場合

利点は，視線が合うことで，相手の話を十分に聴けるということです．たとえば，仕事の交渉事などには非常に効果的な方法です．欠点は，患者さんの逃げ道を塞ぐことになります．刑事ドラマの，尋問する刑事と尋問される容疑者との関係を思い出していただければ理解しやすいと思います．

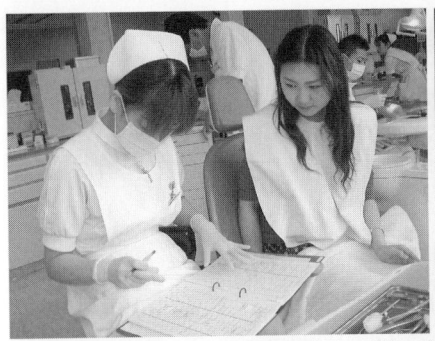

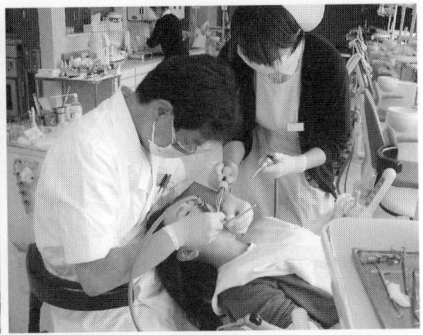

＜左のように患者さんと同じ高さで横に座った場合には，安心感とフレンドリーさを与えます．一方，右のように一般の診療風景では，歯科医師は患者さんの頭の上（12時の位置）にいることが多く，正常なコミュニケーションの位置関係ではありません＞

③ 横に座る

　非常に，親しみを感じさせるよい方法です．恋人関係などにみられる一般的な位置関係です．病室のベッドサイドなどでは，非常に効果的な方法ですが，逆に必要以上のなれなれしさは医師−患者の正しい関係を乱すことになり，初対面である初診時からは行うべきではないでしょう．

④ 患者の後ろに座る

　カウンセリングなどではときどき用いられる方法です．よく，アメリカ映画などで精神科を訪れた患者さんが，カウチに横になり，医師は後ろの机で話を聴いているという場面を目にすることがあると思います．医師の視線がないことで，患者さんは自由に話す安全な空間を得ることができるので，とくに，心理的な問題は話しやすい雰囲気をつくり出すことができます．しかし，実際の歯科治療の現場ではユニットの構造上から，歯科診療ユニットを起こして話をしても，歯科医師は患者さんの9時から11時の位置に座っていることが多くなります．

　したがって，患者さんはなかなか歯科医師と視線が合いにくい位置関係です．

3）医師と患者の垂直的空間距離

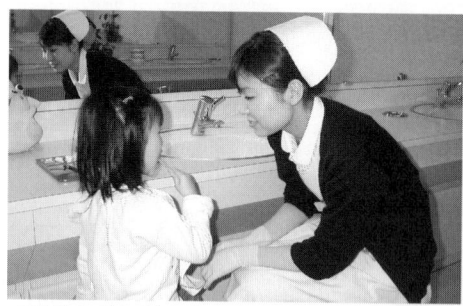

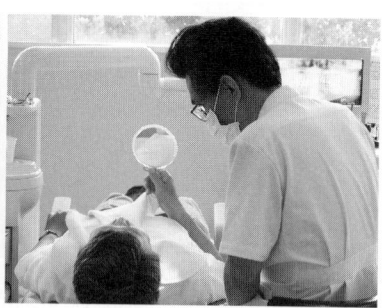

＜子供などに対応するときには，無意識に同じ高さまで降りていきます．一方，よくみる光景ですが，患者さんをユニットに寝かせたままで，上から話をするシーンがあります．患者さんには，物理的にも心理的にも逃げ場がありません＞

① 同じ高さ

　医師や歯科医師と，患者さんは対等の立場であるということが医療を行ううえでの基本です．ですから，患者さんと医療面接者の目の高さが同じであることが，望ましい方法です．同じレベルにある仲間であるということの証明になるのです．子供や犬と話すときには，無意識にしゃがんで同じ目の高さにすると思います[注7]．

② 患者よりも高い位置

　この方法は，患者さんに威圧感を与えることになります．先生が生徒を怒っている場面を想像すればいいと思います．ときどき，ユニットを倒したまま患者さんに説明をしている歯科医師がいますが，威圧感と，寝かされて逃げ場がない圧迫感で，患者さんは正常な判断が行えないので，可能な限り避けるべきでしょう．

　治療終了後に，人工歯の色や形や費用などの面で，トラブルが起こりやすいのも，こういった患者さんが萎縮したシチュエーションで話したために，理解の度合いに，歯科医師側と患者側にくいちがいが生じるためです．

[注7]「俯して之に就く」教育をする場合に，自分を低く引き下げて，相手に近づけて，その心から離れないようにする（近思録）

6 アイ・コンタクト（視線・目線）

「目は口ほどにものをいい」といいます．

アイ・コンタクトは，視線を合わせるタイミング・時間的長さへの配慮も必要です．

① 合わせない → × 関心がない
② ずっと合わせたまま → × 威圧感・話しにくい
③ ときどきそらす → ○ カルテへの書き込み時など，患者さんに逃げ道を与え話しやすくする

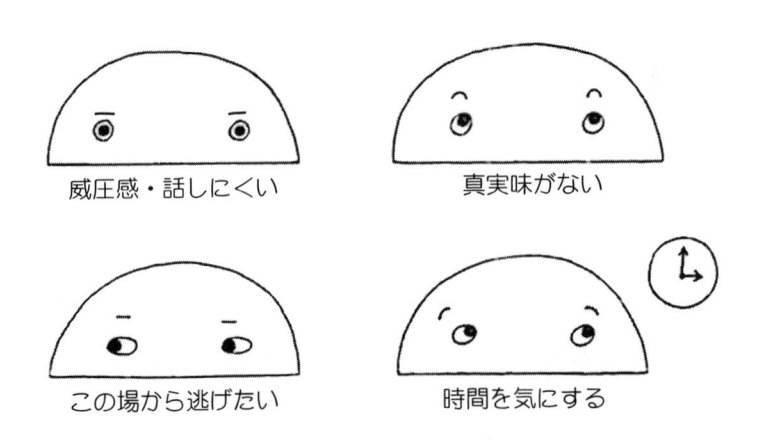

威圧感・話しにくい

真実味がない

この場から逃げたい

時間を気にする

上記のイラストをみてください．

視線をそらした場合の目の位置により，どのようなイメージを感じるでしょうか？

視線を上にそらした場合には，その歯科医師には何となく真実味を感じません．

視線を横にそらした場合には，何かこの場から逃げ出したい，そわそわして落ち着かないと感じます．視線を時計などに向けた場合には，時間を気にしていらいらしているのかもしれないと感じます．

視線をカルテに向けたり，レントゲンなどに向けた場合には，カルテに書き込む必要があったり，問診アンケートを確認したり，レントゲンのチェックをしているので患者さんにも安心感があり，考える時間や逃げ場を与えることになるのです．

7 ボディランゲージ（Body language：身体言語）

ボディランゲージとは，言葉によらない，人の仕草や表情などです．つまり，非言語的なコミュニケーションのことです．医療面接者と患者の距離や位置関係も広い意味でのボディランゲージの一部ですが，ここでは，具体的な身振りや仕草や表情という点で考えましょう．

1）医療面接者の姿勢

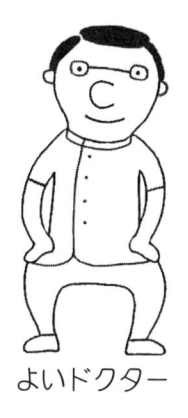

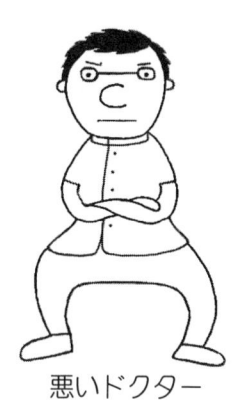

よいドクター　　　　悪いドクター

医療の現場で，医師や歯科医師や，歯科衛生士などの医療従事者が医療面接者という役割を演じるとき，患者さんに対して，話を聴いているのだという仕草や態度が重要なポイントとなります．

① 身を乗り出す → ○
② 患者さんに対して体を開く → ○
③ 腕や足を組む → ×
④ 反りかえる → ×
⑤ 頭をかく → ×
⑥ 咳払い → ×
⑦ 患者さんを案内するときの手の動き（指さし・手を広げて）

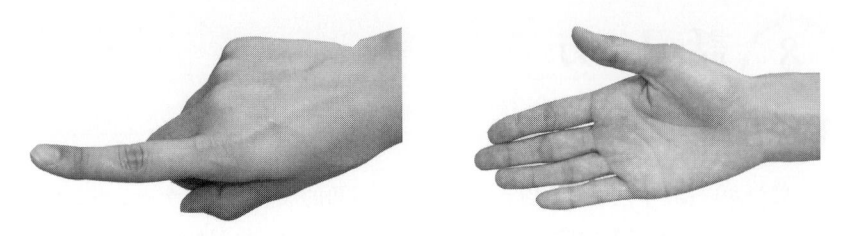

<「この椅子にお座り下さい」という，こんな手の形一つでも，まったく印象が違うと思います>

2）医師の表情

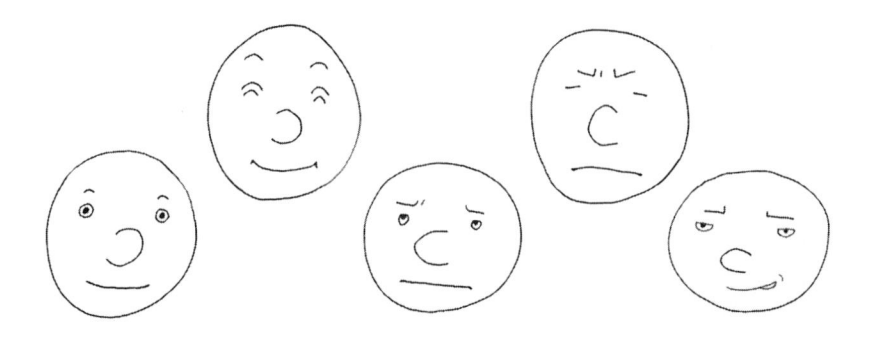

① 笑顔 → ○
② 眉間にしわを寄せる → ×
③ 怒っている → ×
④ いらいらしている → ×
⑤ 薄笑い → ×

3）体の触れ合い

　欧米では，握手をしたりハグ[注8]をしたりするのは当たり前ですが，なかなかこれは，日本人の民族性にはそぐわないことのほうが多いようです．

[注8] hug：愛情をもって抱きしめること．抱擁

8 話し方

1）言葉づかい

　言葉づかいは，イメージを伝える重要な準言語的なコミュニケーションです．直接的に言語そのものでメッセージを伝えているわけではありませんが，その話し方によって，同じ言語でもまったく違った意味になってしまう可能性があります．

平等意識のある話し方	医療面接の目的は，患者と同じ立場に立って会話をすること．優越感や威圧感のある話し方はあまりよくない
敬語と丁寧語と日常語	患者の年齢・性別・学歴・仕事・信条・国籍，ときには方言など，患者に応じてそのときと場所に応じた適切な言葉づかいをすることが求められる．初対面からなれなれしい話し方も推奨できない
正しい日本語を使用	わかりやすい文章で，主語と述語をきちんと使う．だいたいとか，ちょっととか曖昧な表現は避けたほうがよい
医学用語は使わない	患者は医学用語のすべてを理解することができない．齲蝕→むし歯・辺縁性歯周炎→歯槽膿漏・智歯周囲炎→親知らずが腫れたなどのように，なるべく一般的な用語にいい換えるようにする
医師らしい言葉づかい	癒しの言葉を含め，共感や受容的な言葉を使用する
相手に合わせた言葉づかい	子供から老人まで，当然，言葉づかいも違ってくる．相手に応じて話し方を変えるトレーニングも必要である

2）声の調子

① 大きさ

　適度な大きさで話すことが必要です．大きすぎると威圧的になりますし，小さい声では自信のなさの現れです．

② イントネーション

　語尾もはっきりと話してください．語尾を極端に上げると威圧的，語尾を極端に下げると不信な感じです．

③ 話のスピード

　聞き取りやすいゆっくりとしたスピードで話します．

9 プライバシーへの配慮

① 守秘義務
　これは法律で決められていると同時に，医療の現場では，医師と患者さんの間で話し合われたことは秘密ですという暗黙の了解が，患者さんへ信頼感と安心感を与えています．

② 場所への配慮
　医療の現場では，個人的な悩みなどを話しますので，ほかの患者さんやドクターに聞かれない配慮が必要です．

③ 家族や付き添いへの配慮
　家族などがいると，逆に話しづらいこともありますので，キーパーソンの把握が重要となる場合があります．

10 その他のポイント

① スタッフの私語
　診療と関係のない話（私語）や「あっ！」などという声も不安を与えます．

② 機械器具の音
　トレーの上での金属音なども気になるものです．

③ 病院の臭い
　消毒薬の臭いなども，病院という場を構築しています．

④ 玄関や受付・診療室などの雰囲気
　配置やデザイン，色など，すべての雰囲気が病院という場をつくり出しています．コミュニケーションとは，言語という耳だけで受け取っているのではなく，直感を含めたすべての感覚器官を総動員しているのですね．

11 医療面接の導入

まず，あいさつと自己紹介をします．

普通，私たちは見ず知らずの人に，いきなり自分のプライバシーは話しませんね．普通は，初対面の人とは，あいさつをして自己紹介します．これは，病院という異常な環境へ来ている患者の緊張と不安を取り除くことが目的になります．

こんなシチュエーションをよく目にします．多くの場合，歯医者さんに行くと，いきなりユニットに座らされて，「はい，お口を開いて」です．

どうして，歯医者さんはあいさつしないのでしょう．

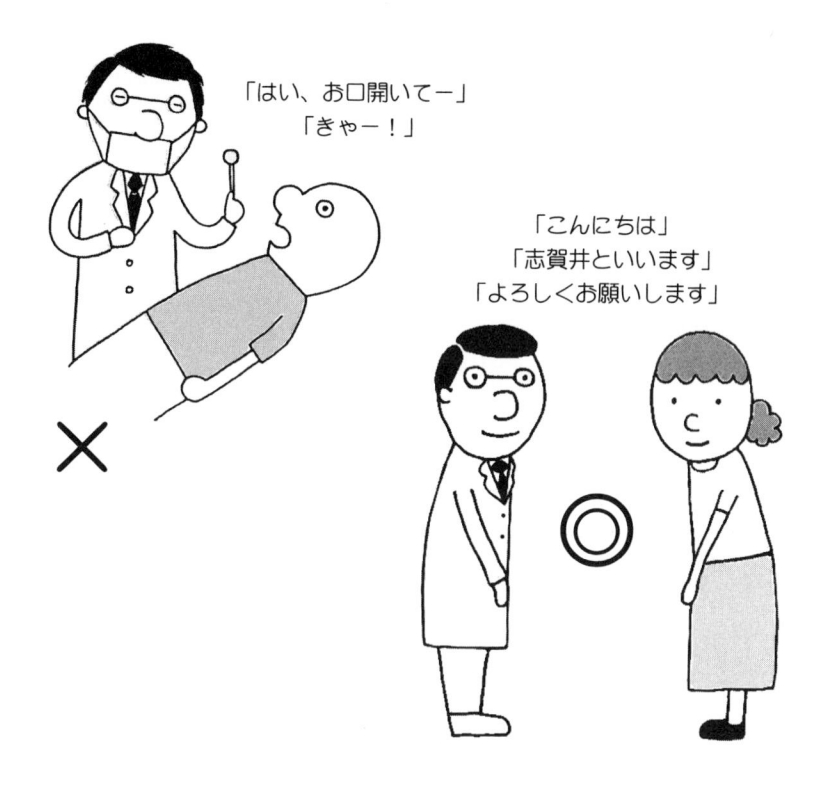

「はい、お口開いてー」
「きゃー！」

「こんにちは」
「志賀井といいます」
「よろしくお願いします」

×　　　○

1）あいさつ

あいさつは，コミュニケーションの第一歩です．

2）名前の確認

まず，患者さんにはフルネームで呼びかけてください．これは，患者さんを同じ人として，一個の人格として認めることなのです．「歯医者さんは歯だけを診ているのではありませんよ」というメッセージです．相手は病気をもっているものではなくて，人が病気に罹ったということです．

最近では，患者様と書かれた本もありますが，敬いすぎや，必要以上のへりくだりは，患者側が馬鹿にされているような悪い印象を受け，使い方によっては逆効果をもたらします．おじいちゃん・おばあちゃんという表現も，あなた自身が，おじさん・おばさんといわれたら嫌だと思いますので，必ず名前で呼びましょう．子供も○×ちゃんではなく，きちんと名前を呼びます．

相手の確認ということは，当然，医療事故の防止にもつながります．

3）自己紹介

Dr.「○×さんの担当になります，△□といいます．よろしくお願いします」という自己紹介は，「医師と患者の関係は同じ人間として対等な関係です」というメッセージを伝えています．これも，フルネームで自己紹介をしましょう．最近では，顔写真入りのIDカードなども使用しますので，自分がどのような先生にかかっているのかを患者さんが知ることで安心感を与えることができます．

4）予定の説明

その日行うことの説明をします．

患者さんには，不安や緊張があります．何が行われるかわからないということでは，不安をさらに助長します．予備知識を与えることで心の準備ができ，不安や緊張を解きほぐす効果があるのです．

第2章

傾　　　　聴

1　聴く・聞く・訊く

1）聞　く

「聞く」（hear）という文字は，門のなかで，見えない外からいろいろな音が耳に届いている状態ですが，とくに注意して聞いているわけではありません．この場合には，聴覚でただ音を感知しているだけです．音が，ただ自然に聞こえてくる状態です．小鳥のさえずりや雨や風の音を聞くなどで使用されます．I heared the voice of little birds.です．

2）聴　く

「聴く」（listen）は，耳偏に，まっすぐにを意味する徳[注1]で，一生懸命聴くことです．音楽を聴くなど，目的がはっきりしている場合に使用されます．単に聞くだけではなくて，その意味を理解しようと注意を傾けている状態です．

別の表現では open-eared などといいます．Listen in には聴診するという意味もあります．Listen to the music や listen to a lecture など，音楽会で演奏を聴いたり，学校で講義を聴くには，一生懸命聴く必要があるからです．

3）訊　く

「訊く」（ask）は，質問をするときに尋ねることです．古いタイプの問診という意味になります．一般的には，聞くで代用することが多いようです．訊くにもいくつものパターンがあります．

Questionも質問をするという意味でよく使われますが，この場合には，かなりしつこい質問で，調査や尋問のような場合です．古いタイプの問診は，医療

[注1]「徳とは身に得ることなり」徳は得である．体得したものでなければ，その人の徳にはならない．耳に聞いた知識だけでは役にたたない（韓非子）

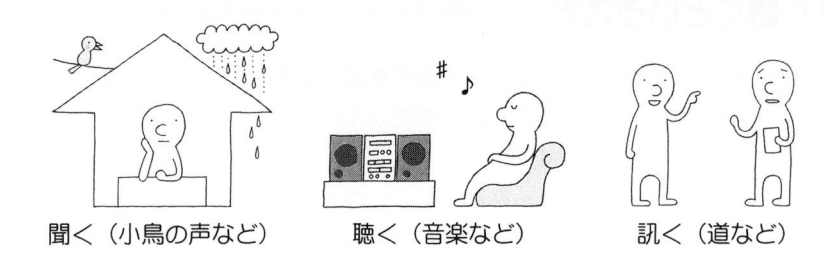

聞く（小鳥の声など）　　聴く（音楽など）　　訊く（道など）

面接者の質問と，それに対する患者さんの答えから成り立っていたと思います．Inquire は形式ばった特定のものに対する質問です．Ask は道を訊いたりするような，普通の一般的な質問です．

2　傾聴とは

1) 傾聴 (Listening)

　傾聴は，カウンセリングでは非常に重要なテクニックです．傾聴とは，読んで字のごとく，耳を傾けて聴くことです．ですから，傾聴というときには，聴くという文字を使用します．耳を傾けて，一生懸命，相手のいおうとしていることを聴いて，さらには理解しようという姿勢を現しているのです[注2, 3]．

　傾聴という表現にもいろいろあります．英語表現では listen が一般的です．Attention は注意を引くことですが，心理用語では，多数の観念・行動のうちのあるものを選択的に受容し，ほかは抑制して心的活動を集中すること，心的活動の集中している意識の状態，集中力の持続などを意味しています[注4]．Audience も傾聴という意味でよく使用されますが，聴衆という意味です．Ear は耳ですが，be all ears・bed an ear・incline one's ear などという熟語にすると，傾聴する（まさに耳を傾ける）という意味で使われています．

[注2]　「冷眼にて人を観，冷耳にて語を聴く」人を見るには冷静な目で，人の言葉を冷静な耳で聴く．そうすれば誤解することはない（菜根譚）
[注3]　「之を聴くに耳を以てするなくして，之を聴くに心を以てせよ」（荘子）
[注4]　ランダムハウス英語辞典　1999年版．小学館．東京

2）聴くということ

　医療の現場では，いかに患者さんの情報を訊き出すかという「問診」というテクニックが中心でした．ここでは，患者さんに訊いているのです．

　一方，カウンセリングの極意は，患者さん（カウンセリングではクライアント）に，いかに自由に話をさせるかがポイントになります．話をするなかで，患者さんは，これまで混沌としていた事柄を頭のなかで整理し，聴いている面接者（カウンセラー）に理解させようと努めます．そのなかで，気づきが生じます．

　医療の現場では，どうしても「問診をしなくてはならない」「検査をしなくてはならない」「何か話さなくてはならない」，そして，「正しい診断をし，治療に結びつけなくてはならない」という使命感と思い込みがあります．これは，医療が病気を治すことを前提としているからです．そこには，目に見えている病気があり，痛みなどの病状があり，主訴という患者さんの具体的な訴えがあり，スタート点がある程度はっきりしています．

　一方，カウンセリングでは，クライアントのニーズははじめの時点では，はっきりしていないのです．よくわからないけれど，いろいろな問題が心のなかで起こっているから，カウンセラーに相談するのです．

　ですから，心理療法におけるカウンセリングと，医療における問診とは，まったく矛盾する立場をとるのです[注5]．同時に，カウンセリングが心の問題を焦点とするのに対して，医療ではまず，病気を診断し治療するという大前提のもとに，心のケアを併せて行うことになるからです．病気の治療は，歯を抜いたり歯を削ったりという，不可逆的な行為を伴わなければなりません．その部分が，最大の問題点なのです．

　ですから，傾聴とは，私たちが患者さんに質問するのではなく，患者さんの話しやすい環境をつくり出すのです．これが，いかに難しいかは，実際の現場で試してみると実感すると思います．ほんの1～2分でも，誰かの話を黙って聴くためには，いくつかのテクニックを身につけ，実際の練習をする必要があるのです．

[注5] カウンセリングと，フロイトなどのいう精神分析ともまた相違点がある．精神分析では，分析者がクライアントの心理状態について分析し，これを伝えていくことが中心となる．

3 傾聴に必要なテクニック

　傾聴といっても，ただ相手の話を聴けばよいわけではありません．相手＝患者さんが話しやすい受容的な雰囲気をつくり出す必要があります．

　多くの場合，医療従事者はなかなか患者さんの話をうまく聴くことができません．話を聴くためには，いくつかのテクニックが必要になります．

　その一つとして，傾聴法には，消極的で受動的な傾聴法と，積極的で能動的な傾聴法があります[注6]．

　受動的傾聴法とは，沈黙・うなずき・あいづちなどの方法です．能動的傾聴法には，促し・繰り返し・要約・雑談・説明・解釈・妥当化・明確化・言い換え・解釈・方向づけ・直面化などの種々の方法があります．

　これらの多くは，私たちがすでに日常の会話のなかで行っている方法がほとんどです．しかし，無意識のうちに行われていますので，それぞれの意味や，相手への受け取られ方に必ずしも注意を払っているわけではありません．一般のコミュニケーションなら問題はありませんが，医療行為として行うコミュニケーションでは，自分自身の言動や，聴くという姿勢そのものに，たえず十分に注意を払う必要があるでしょう．

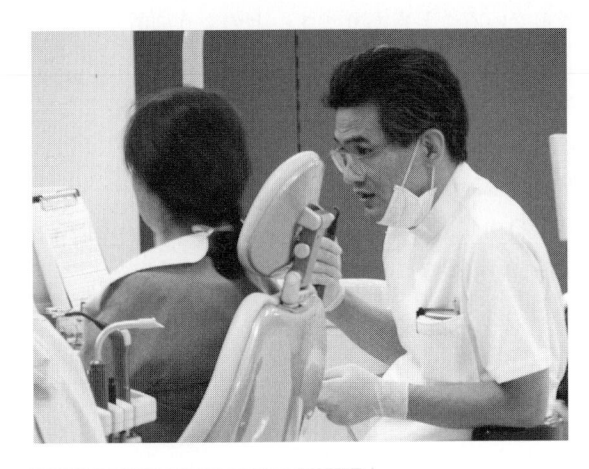

＜患者さんと医療面接者の位置関係，表情，そして，どのように患者さんの話を引き出していくかには十分なトレーニングが必要です．ここでは，ユニットを起こし，患者さんと同じ高さで話をしています＞

[注6] 福井次矢：メディカル・インタビューマニュアル　医師の本領を生かすコミュニケーション技法．インターメディカ．東京．2001

1）受動的な傾聴法（Passive listening）

① 沈黙（Silence）

　沈黙とは，患者の話を遮らないことです．これは，医療面接者が，黙って患者さんの話を聴くことです．

　実際に行ってみると，何も口をはさまずに，ただ話を聴くということが，思ったよりも非常にむずかしいことに気がつくと思います．先に説明した，コミュニケーションのキャッチボールで，はじめは医療面接者側がじっとキャッチャー役に徹しなくてはならないからです．沈黙の目的は，患者さんの話しやすい雰囲気をつくり出すことです．患者さんが話をじゃまされないことで，話しやすくなります．そして，沈黙が，話を引き出す効果もあるのです．

　しかし，欠点として，しゃべりすぎる患者さんの場合には，話が止まらなくなる可能性や，話が主題からそれて横道に入り込んでしまう危険性もあり，適当でない場合もあります．相手のキャラクターに応じて，私たち自身が自由自在に変化する柔軟な姿勢と心構えが必要になってきます．これには，のちに解説する医療面接を妨げる事項や，医療面接者の態度など，私たち自身の癖や心のなかの問題が複雑に関係してきます．

　では，なぜ沈黙するかです．患者さんは，何かを思い出そうとしている場合があります．適切な表現を選んでいることもあります．どのように話せばよいのか，考えを整理していることもあります．ですから，私たちが焦らせたり，答えを急がせたり，早く次の質問をしてしまうと，その思考過程を遮ることになり，中断させたり混乱させたりしてしまうことになるのです．

　それでは，実際にはどの程度沈黙したらよいのでしょうか．

　ほんの1〜2分で結構です．自由に患者さんに話をしてもらっている間に，医療面接者にはしなくてはならない重要なことが待っているのです[注7,8]．

[注7]　「不言の言を聞く」口に出さない声なき声を聞く（荘子）
[注8]　「冥冥に視，無声に聴く」見えない形のないものを見，声のない声を聴くのが大切である（荘子）

② うなずき（nod）・あいづち（back-channel）

　うなずきとは，頭をこっくりとすることですね．ここでは，必ずしも，言葉が必要ではありません．

　もし，無表情・無反応で相手に応対してみると，「本当にこの人は人の話を聴いているのだろうか」と不安になると思います．ですから，要所要所でタイミングよくうなずきなどを入れることは，患者さんに「あなたの話をきちんと聴いているのですよ」という無言のメッセージを伝えることになります．きちんと自分の話を聴いていてくれるのだという信頼感を生むことになります．

　あいづちも，うなずきと同じですが，これを言葉で表現します．

　いろいろなバリエーションがありますが，信頼感を得るものとしては「なるほど」「うんうん」「そうですね」などです．

　ここには，準言語的なコミュニケーションである，微妙なイントネーションやアクセントなどが複雑に絡んできます．たとえば，同じあいづちでも，使い方によっては肯定にも否定にも，まったく別の内容を表現してしまうこともあるのです．早めにあいづちを入れると，逆に，話を急がせていることになります．遅ければ，聴いていない証拠です．おおげさな場合にはわざとらしさを感じさせます．あいづちの入れ方やタイミングは，十分にトレーニングを積んでください．

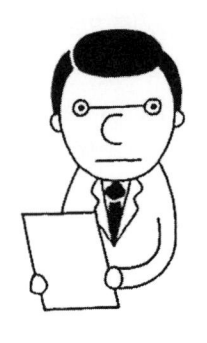

無表情・無反応　　　「なるほど」「うんうん」　　　「はいはいはい」

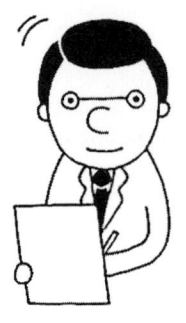

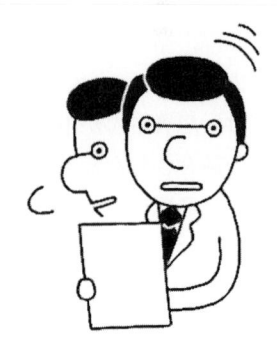

2）能動的な傾聴法（Active listenning）

① 促し・催促（Facilitation・Encouragement）

　促しとは，患者さんが自由に話せるように，医療面接者が促す方法です．患者さんの話を引き出すための，やや積極的な応用方法が促しや催促です．

　患者さんは，どうしても初対面の私たちには素直に話しにくい場合があります．私たち自身も，面識のない初対面の人に，はじめから自分の悩みやプライバシーをぺらぺらしゃべることはありません．むしろ，逆に饒舌すぎると，相手に別の意図的な何かを想像させます．私たちは，はじめは警戒し，どの程度まで相手に話をしてよいかを見極めながら，徐々に個人的な内容に触れていきます．そういった場合には，「遠まわしな表現をする」とか「言わない」という本能的な防御反応が働くことがあると思います．

　患者さんも同じであるという前提で，医療面接では，プライバシーの十分な保護と，話しても安全であるという雰囲気をつくり出す必要があるのです．

　歯科診療の現場などでは，患者さんが初診時からなかなか話さない内容としては，エイズなどの性的感染症やウイルス性肝炎などの問題があります．あくまでも歯の治療ですから，患者さんの頭には，ほかの病気のことを話す必要などないじゃないかという観念もあります．

　促しも，動作と言葉という2つの方法からなっています．積極的に身振り手振りを加えたり，あいづちを入れてもかまいません．目的は，話しやすい雰囲気をつくり，話しやすいきっかけを与えることです．とくに，患者さんが話しにくい内容など，話すべきかどうか迷っているなどの場合に効果的になります．

　利点は，患者さんが不安などで，言葉に詰まってうまく話せない場合や，これまでの話をきちんと話しているかどうか不安なときなど，続きを促すことで，話しやすい環境をつくることができます．

　ただし，欠点として，性急な促しすぎは，逆効果になります．患者さんの表情や話し方などを十分に観察しながら，促しの言葉をかける効果的なタイミングをはかることが重要となります．

　Dr.「それからどうなりましたか？」
　Dr.「その痛みについて，もう少し詳しく話していただけますか？」

② 繰り返し（Repeat・Rephrasing）

　繰り返しとは，相手の言葉のうちで，メッセージを伝える大事な言葉を，私たちがそのまま繰り返す方法です．ここでのポイントは，患者さんの話し言葉をそのまま同じ言葉で繰り返すことにあります．患者が「奥歯がじんじん痛いのです」といったら，医療面接者もそのまま「奥歯がじんじん痛いのですね」と繰り返します．同じ言葉を使いますので，Echoing（山彦式応答法）ともいいます．私たちが「あなたのいっていることを私は理解しています」と伝える重要なメッセージです．

　なぜなら，患者さんの話した言葉をそのまま繰り返すためには，私たちが患者さんの話にしっかり耳を傾けている必要があるからです．これは，人の話を聴くためのトレーニングにもなります．

　この目的は，患者さんの理解を助けることです．また，話の区切りをつけるときなどに効果的になります．利点は，医療面接者が「あなたの話を理解しています」というメッセージを伝えることで，患者さんには，自分の話したことをきちんと聴いてもらえているのだという信頼感を生み，良好な医師－患者関係の構築につながるからです．

　ただし，欠点として「わかりました」はあまり効果がありません．むしろ，逆効果になるケースが多いのです．これは，医療面接者が患者さんの話を聴いていなかった証拠になります．子供時代の母親との会話を思い出してみるとおもしろいと思います．子供が何かを頼んだりすると，母親が「わかったわかった」といいますが，実は，まったくわかっていなかったという経験をしたことが多いと思います．とくに，数回繰り返すケースなどは，まさに生返事で，まるで話の内容を理解していないことの証明です．

　　患者「夕べは，眠れないくらい，歯が痛かったんです」
　　Dr.　「歯が痛かったんですね」
　　患者「前はしみるだけだったんですが，夕べからずきずきしてきて」
　　Dr.　「ずきずきしてきたんですね」
　　患者「はい．で，我慢できなくなって，今日，来たんです」

③ 要約（Recapitulation）

　医療面接者が患者さんの話した内容を，簡潔にまとめて話す方法です．患者さんがとりとめもなく話した長い話の因果関係や時間的順序などを整理して，医療面接者が伝えていきます．このときに，なるべく相手の話した言葉づかいや表現方法を使います．

④ 雑談（Free talking）

　雑談とは，患者さんの現在の病態とは直接的に関係のない話です．時事的なニュースや趣味や天気の話でも，どんな話でも結構です．目的は，患者さんをリラックスさせることです．リラックスと同時に，その患者さんがその人生のなかで何を重要視しているかを把握することができるという利点もあります．システムレビューや解釈モデルとも関連しますが，話の内容や話し方，知性や人生観・価値観，人生の岐路，家族関係など，患者自身の病気などに対する考え方を探る重要なキーワードや情報源が隠れていることが多いのです．問診（＝医療面接）のはじめに行ったり，話が深い部分に入りこんで患者さんが話に詰まったときに使用します．

⑤ 説明（Exposition）

　患者さんの訴えや病状や，それに対する解釈に医学的な説明をして情報の提供をすることです．この段階ではわかりやすい易しい言葉で，医学用語は用いないほうがよいでしょう．目的は，知らないことを知ることによる不安の払拭です．恐怖は知らないことが引き金になることが多いのです．医療面接の導入の際に行う予定の説明もこれに当たります．ここで，むやみに医学用語を並べ立てることは，偉そうな医師の態度を強調することになりますので，逆にネガティブな印象を与える結果となり，要注意です．

⑥ 妥当化（Ligitimaization）

　これは，患者さんの言葉を受け入れて，その妥当性を伝える手法になります．とくに，患者さんの感情に注意を払い，その心の動きに絶えず注意していくことが重要なテクニックになります．のちに述べる医療面接者の態度における，受容・共感・支持がベースとなっています．

⑦　明確化（Clarification）

　この方法は，繰り返しや要約よりも，さらに積極的な方法になります．患者さんの話した内容を，状況により的確で明確な言葉で置き換える方法です．医学的知識のない相手にも，わかりやすい言葉で質問をして，患者さんが伝えようとしている病気や病状などを理解するための方法です．解釈（Interpretation）・方向づけ・言い換えなどともいいます．

　患者さんは自分の訴えを私たちに伝えました．しかし，患者さんは医学的知識はありません．したがって，直接原因から発症した症状と，関連症状との区別がつかないことも多く，時間的な前後関係もはっきり覚えていないことも多いのです．これを，わかりやすい形で患者さんに説明し，場合によっては，説明を加えながら簡単な医学用語に翻訳を行ってもよいのです．

　この目的は，患者さんの話の曖昧な部分をわかりやすく解説して，確認することで，患者さんの理解を助けることです．利点は，患者さんの思っていることを的確な言葉で置き換えて代弁することで，繰り返しの技法よりもさらに，患者さんはきちんと自分の話が伝わったのだという安心感と信頼感を得ることができます．

　患者さんの話のテーマが突然，別の話に変わったときや，一度，患者さんの話を整理したいときなどに使える方法です．

　ただし，欠点として，十分に患者さんのことを理解していない早い段階で明確化を行うと，私たちの勝手な解釈になることもあり，誤解を生じ，重要な情報を聞き逃してしまう可能性もあるので，使うタイミングをはかる必要があります．早い段階で一つの結論に達してしまうと，ほかの可能性があるという柔軟な思考をストップさせてしまう危険性があるのです．こういった積極的な傾聴法は，話し方に注意をすると同時に，いかに客観的で中立な立場を維持できるかが重要なベースになっています．

　といっても，医療面接者が失敗を恐れて臆病になる必要はありません．また，失敗を見抜かれないようにと，逆に警戒したり傲慢な態度になる必要もないのです．私たちも患者さんも，お互いに同じ対等な人間であるというところから，医療面接がスタートしていることを，もう一度思い出してください．飾らない，ありのままの私たちでよいのです．

⑧　直面化（Confrontation）
　患者さんが無意識のうちに感じている感情に気づかせてあげる方法です．
　患者さんは，何かを感じていますが，それをなかなか適切な言葉で説明をすることはできません．逆に，感情を感じていても話さないことや，うまく話せないこともあります．患者さんのはっきりと認識していない心の動きに気がつくようにうまく引き出したり，誘導したり，私たちが言葉で伝えることになります．感情の明確化という方法です．このテクニックは，カウンセリングなどでは最終的な目標になります．
　しかし，この方法を医療面接のはじめから用いるには，危険を伴います．日本人は，感情表現が非常に苦手です．あまり，他人には話したくない患者さんの深い感情を太陽のもとにさらすことは，強烈な心理的抵抗を呼び起こし，逆に反発を買ったり，閉じこもらせてしまう可能性が否定できません．
　たとえば，舌痛症は身体的な背景に心理的なストレスが重なった末に発症することもあります．そのストレスは，何か心の苦痛から逃げ出したいという気持ちや，怒りや恐れや嫉妬といったネガティブな感情です．患者さんはそこから逃げるために，舌の痛みをつくり出し，あなたの病院に逃げ込んで来たのかもしれません．この，今は見たくないネガティブな感情の核心部をいきなり攻撃することは，この患者さんにとっては非常な苦痛になります．
　したがって，この手法の使用法には，タイミングをはかる熟練と，十分な配慮が必要になります．

⑨　その他
　握手やハグなどが日常のあいさつとして一般的な海外では，タッチという身体的接触を能動的な手法の一つとしてあげていますが，これは，日本人にはあまり向かないでしょう．しかし，子供や高齢者などには非常に効果的な場合が多いでの，TPOを考えた使用法を考える必要があります．

3）確　認

　これは，私たち医療面接者が，患者さんの話をきちんと聴けているかどうかの重要なチェックポイントになります．

　それは，患者さんの言葉や，話し方や，表情や，種々の行動として現れてきます．私たちは，患者さんの話を聴きながら，同時に，患者さんの微妙な表情や体の動きなどの変化にもアンテナを張り，敏感に感じ取らなくてはならないのです．

　以下のものは，そのごく一部です．実際には，患者さんはそれぞれ個性がありますので，私たちの言動で，種々の反応を示します．その微妙な違いを，私たちは一瞬の間に観察し，確認する必要があるのです．もし，私たちがうまく傾聴できていないというサインを患者さんが出している場合には，すぐに，自分自身にフィードバックをし，話し方を変えていかなくてはなりません．

	傾聴がうまくいっている	うまく傾聴できていない
患者の言葉	はい そうなんです	いいえ 違います
返事までの間	なし	あり（ためらいがち）
話し方	明るい はっきりとした声で	暗い 小さな声で
表情	ぱっと明るくなる はっとする	暗くなる 戸惑いの表情
視線	そらさない 見つめる 目を見開く	目をそらす うつむく 時計をみる
眉	上がる	ぴくっと動く ひそめる
首	うなづく	かしげる
行動	オープンな感じ 乗り出す	肩が落ちる 椅子を引く 腕を組む

第3章 基本的な質問法

1 質問法とは

　傾聴の重要なテクニックの一つが，質問法です．

　医療面接の目的は，患者さんの主訴を的確に聴き出すことです．主訴は，患者さんがその病院に来るに至った理由となる問題点です．歯科医院に来院する場合には，「痛い」「咬めない」「腫れた」とか「見栄えが悪い」などという理由が多いと思います．つまり，これまでの問診事項を，傾聴のテクニックである質問法を用いて訊いていくことになります．

　しかし，患者さんが重大な症状と考えている主訴と，私たちが考えている医学的な一般的常識とは，必ずしも一致しないことのほうが多いのです．すべての患者さんが医学知識をもち合わせているわけではありませんし，また，実際に原因となる疾患と，それによって引き起こされる直接的症状や，間接的症状などの因果関係を，正確に把握しているわけではないからです．

　「咬めない」という主訴に対して，歯科医学的には「齲蝕」「根尖性歯周炎」「辺縁性歯周炎」「咬合性外傷」「不適合義歯」「囊胞や腫瘍」など，種々の可能性が考えられます．しかし，患者さんにとっては，背景にどのような理由があるにしても「咬めない」は「咬めない」なのです．

　もう一つの問題点は，患者さんの訴える主訴が，患者さんの本音であるかどうかということです．患者さんの主訴と，本来のニーズとが必ず一致しているとは限らないのです．はじめは警戒して，なかなか本音をいえないこともありますし，自分のいいたいことを，自分の言葉で十分に伝えられないこともあります．また，言葉の背後に隠された問題の含まれていることもあります．

　患者さんの主訴を引き出し，その見えない部分に隠れた患者さんの本来の訴えを引き出すことが医療面接の重要な目的です．

　そのための最も基本的なテクニックが傾聴ですが，その傾聴のためのテクニックが質問法です．

第3章 基本的な質問法

	開かれた質問 Open-ended question	閉じた質問 Closed question
定義	内容が限定されず，自由に答えられる質問	Yes・No，答えが限定されている質問
例	「今日はどうされましたか？」 「どのようなことで，来院されましたか？」	「たばこを吸いますか？」→yes・no 「いつからお痛みでしたか？」→2日前
利点	①答えが限定されないことで，一気になっていること（主訴）を自由に話すことができる ②患者の関心がどこにあるかを把握できる ③自分自身の症状を自分の言葉で述べるので，病気に対する患者の状況を把握しやすい ④自由に話をさせてくれることは，医師が，話を聴いていてくれるのだという意思の表れで，信頼感を得やすい	①聞きたい情報を具体的に訊き出すことができる ②医療面接時間を短くすることができる
欠点	①多用しすぎると，焦点が絞れない ②初診時にはラポールの構築が十分でないので，警戒心などから，診断上での重要なポイントを話せず，本音が現れないこともある ③患者が，自分の言葉でうまく表現できないことがある ④患者の話が止まらないことがある ⑤医療面接時間が長くなってしまう	①閉じた質問を多様すると，患者は自由に話しにくい ②自由に話せないと感じると，ラポールの構築の妨げとなる ③多用しすぎると，尋問のようになる ④古いタイプの問診の方法であり，パターナリスティックになりやすく，能動＞受動・指導＞協力・主＞従関係になりやすい ⑤医師が重要と思うことしか訊けないために，訊かないことに患者にとっての重要なメッセージが隠されている可能性があり，見落としの原因となる ⑥質問内容は医師の自由であり，質問の方法によっては，医師にとって都合のよいことだけを質問し，誘導してしまう危険性がある ⑦一度の質問で，一つの答えしか得られないので，煩雑になる

	中立的な質問 Neutral question	選択肢型の質問 Multiple-choice question	焦点をあてる質問 Focused question
定義	感情を惹起しない質問	あらかじめいくつかの選択肢の入った質問	時間経過や部位などの限定した条件を入れた質問
例	「ご趣味は？」 時事問題・天候などの雑談	「歯の痛みは，ずきずきする感じでしたか，しみる感じですか？」	「そのとき，どんなお痛みでしたか？」 「入れ歯の調子はいかがですか？」
使用のタイミング	面接のはじめ 患者が感情的になったとき	患者が答え方に詰まったとき アンケート方式・初診時の問診表などがこの方法	主訴などの範囲を狭めたいとき 開放型傾向の質問ともいう
利点	感情を惹起させないので，警戒心を起こさない 解釈モデルの把握の助けとなる	具体例を示すことで話しやすくなる	問題点を徐々に絞ることができる 話がそれたときに元に戻すことができる
欠点	ときとして，内容によってはコンプレックスに触れることもあるので注意が必要	医療面接者の誘導が入る 選択肢以外の答えをしにくい	医療面接者の誘導が入りやすい

2　開かれた質問（Open-ended question）

1）開かれた質問とは

　開放型の質問・非指示的質問とも呼ばれています．これは，内容の限定された答えではなく，自由に返答が行える質問です．
　会話の主導権は，あくまでも患者さんにあります．たとえば，「今日は，どうされましたか？」という問いかけには「歯が痛い」「入れ歯がゆるい」「歯ぐきが腫れた」……など無限の答えがあります．目的は，患者自身にどのような話をするかをゆだねることで，現在最も問題としているポイント（主訴）を聴き出すことです．

2）一般的な質問法

　Dr.「どうしましたか？」
　Dr.「今日は，どうされましたか？」
　Dr.「今日は，どのような理由で来院されましたか？」

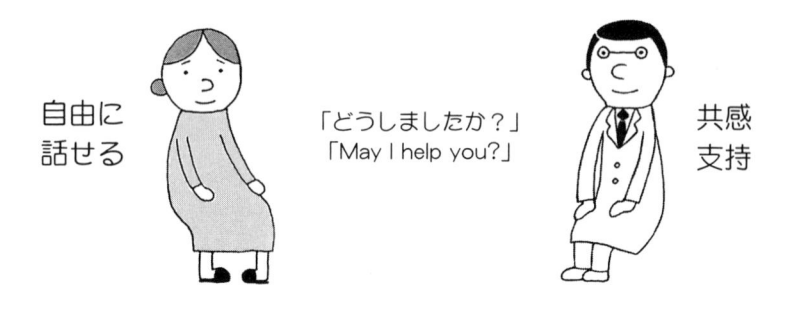

自由に話せる　　「どうしましたか？」「May I help you？」　　共感支持

　これは，よく英会話で習ったフレーズです．
　「May I help you？」「私に（あなたのために）できることがありますか？」という意味です．のちに述べる，共感や支持とも関連します．「どう？」という問いかけに対して，患者さんは「来院した目的」「最も気になること」などを，束縛されることなく自由に話すことができます．

3）開かれた質問での重要なテクニック

① 1～2分は，黙って患者の話を聴く

　口をはさまずに黙って話を聴くことで，患者さんは自由に，最も問題となっている点を，自分の言葉を使って話せます．しかし，患者さんが，自分の話したいことを整理して伝えるには考える時間が必要です．病院という異常な環境のなかで，心を落ち着かせる時間も必要なのです．

　この黙ってという部分がポイントです．不用意に口をはさむことで，患者さんの思考をストップさせたり，誘導してしまう危険性があるからです．患者さんの話は，これまでの生活や信条，医学知識など全人的なものを背景として発せられた言葉です．「風邪なので注射を打ってください」「歯が痛いので抜いてください」という言葉の裏には，病気や治療法に対する患者さんの思い込みがあります．最大の目的は，仕草や言葉などから患者さんの解釈モデルを把握することなのです．

② 冷静で客観的な自分自身の維持

　医療面接は，私たちが見た患者さんの第一印象との戦いです．私たちは，自分自身の過去の経験に照らし合わせて，患者さんのキャラクターを無意識のうちに選別しはじめています．患者さんの名前を呼んでから診療椅子に座るまでの，背格好や服装，歩き方，表情などのすべての視覚的メッセージから，無言の情報を受け取っているのです．

③ 患者の観察（Observation）

　コミュニケーションの基本は観察です．患者さんの話した言葉のなかから重要なキーワードを探し，またキーメッセージや非言語的コミュニケーションにも注意を払う必要があります[注10]．問題は，言動が一致する場合もあれば，まったく矛盾する場合もあることです．多くの場合には，相手を十分に観察することで，この一致点や矛盾点，ときには相手の本当にいいたい本音を読み取ることもできるのです．

[注10] 宗像恒次：ヘルスカウンセリング事典．日総研出版．東京．1999

3 閉じた質問（Closed question）

　指示的質問・閉鎖型の質問と訳している場合もあります．閉じた質問には，「たばこを吸いますか？」のように，Yes・Noでしか答えられない質問があります．また，「いつからお痛みでしたか？」「1週間前からです」のように，答えが限定されている質問もあります．

　目的は，患者自身の気がつかない点や，異常とは感じていない症状ですが，診断上重要なポイントを聴き出すことです．システムレビュー（系統レビュー）の一手段となります．しかし，欠点として，多用すると患者さんは自由に話しにくく，尋問口調になることに注意してください．

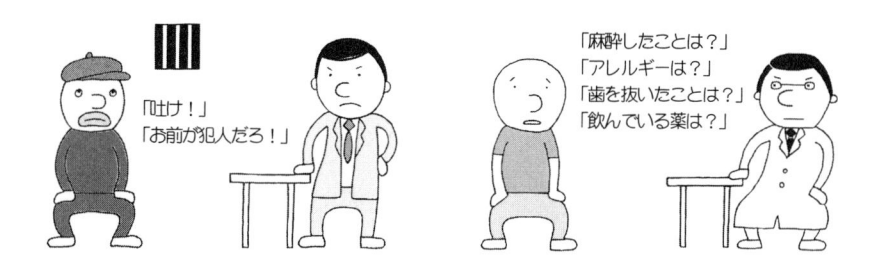

　Dr.「妊娠していますか？」
　Dr.「歯医者さんで麻酔したことがありますか？」
　Dr.「そのとき，ご気分が悪くなったことはありませんか？」
　Dr.「これまで歯を抜いたことはありますか？」
　Dr.「そのとき，血が止まりにくかったことがありますか？」
　Dr.「そのとき，ご気分とか悪くなったことはありませんか？」
　Dr.「お薬などのアレルギーはありませんか？」
　Dr.「今，飲んでいるお薬などはありますか？」

　これらは，すべて患者さんの全身状態を把握するのに非常に重要な，問診時によく使う質問です．しかし，そのほとんどが閉じた質問形式になっていることにお気づきでしょう？

4　開かれた質問と閉じた質問の使い分け

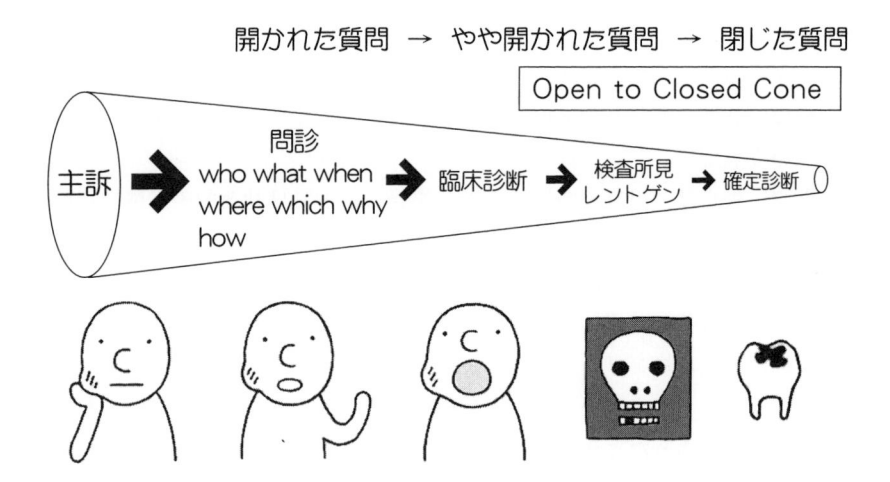

開かれた質問　→　やや開かれた質問　→　閉じた質問

Open to Closed Cone

主訴　→　問診 who what when where which why how　→　臨床診断　→　検査所見 レントゲン　→　確定診断

　面接のはじめ，開かれた質問を行います．徐々に，閉じた質問を混ぜ，焦点を絞っていきます（絞り込み：open-to-closed cone）．

　開かれた質問では，患者さんは自分の言葉で，今一番気になっていることを話します．そのキーワードのなかで，医療面接者は，医学知識やこれまでの経験のなかから，可能性のある疾患を直感的に連想しはじめています．

　「歯がずきずき痛い」→急性化膿性歯髄炎
　「歯が浮いて咬めない」→根尖性歯周炎
　「歯ぐきから血が出る」→辺縁性歯周炎

　そのなかで，患者さんの訴えから連想される疾患を仮定し，次の質問事項に移行していくはずです．「歯がずきずき痛い」「どんなお痛みでしょうか？」「どこの歯ですか？」「いつからお痛みでしたか？」

　診断とは，探偵のようなものなのです．患者さんの話すキーワードや症状のなかから，徐々に可能性を絞り込んで，犯人である疾患をみつけ出すのです．

5　その他の質問法

1）中立的な質問（Neutral question）

　中立な質問とは，患者さんに感情を惹起させない質問のことです．傾聴のテクニックの雑談に当たります．

　利点は，感情を惹起しないので，患者さんが警戒することなく話すことができるという点です．

　一方で，欠点は，出身地や職業など，場合によっては社会的差別感を惹起することがあるので，十分に配慮すべきです．生活保護を受けている・職業病などでは重要な因子ですが，話したくない・職場に知られたくないなどという理由から，逆に言葉に詰まったり，真実を語らないこともあります．ときに，性別や年齢に対するコンプレックスなどもあり，その点については，相手の非言語的なメッセージに十分注意しながら用いてください．患者さんが口ごもったり，返事に間があったときなどには，患者自身に話したくない理由がありますので，無理に追求せずに別の質問に切り替えましょう．

　使用する場としては，多くは医療面接の最初に行われます．住所や名前・生年月日・職業・性別・年齢・電話番号など感情を惹起させない質問から入るのは，患者さんの緊張感を取り除く効果があります．

　また，医療面接の途中でも，話が感情的に深い部分に入り込んだり，患者さんが緊張から話しにくくなったときなどに効果的です．雑談で一呼吸おくことで，患者さんは逃げ道をみつけることができます．

　ほかには，天候や時事問題でも結構です．「ご趣味は？」などという質問でも，患者さんの生活背景や，ストレスをどのように発散しているか，また自分自身の人生のなかで何を重要視しているのかという，患者さんの背景を探るための重要な情報を得ることができます．使用方法によっては，システムレビューや解釈モデルを探るための一端となります．

2）選択肢型の質問（Multiple-choice question）

　これは，あらかじめ選択肢が入っている質問です．アンケート方式ともいいます．初診時の問診票などもこの一種です．

　利点は，患者さんが自分の言葉で病状をうまく表現できない場合に，参考例を与えることで話しやすい状況をつくり出す効果があります．「歯の痛みは，何もしなくてもずきずきしましたか．それとも，冷たいものを食べるとしみるという感じでしたか？」

　しかし，好ましくない質問形式[注11]に分類されている場合もあります．これは，患者が選択肢以外の解答をしにくいこともあり，また，選択肢の選び方によっては，医療面接者側の意思や誘導が入ることもあるからです．あまり多用しないほうがよいことは確かです．

3）焦点を当てる質問（Focused question）

　開かれた質問と閉じた質問の，中間に位置する質問法です．開放型傾向の質問（Relatively open-ended question）ともいわれます．

　条件のみを設定して，自由な答えを引き出すことが目的です．時間的経過・特定の部位などのある程度範囲を狭めた情報を知りたいとき，ある限定した条件をつける質問法です．

　「どうしましたか？」では，範囲が広すぎたり，患者さんも焦点を絞って話しにくいことがあり，「そのとき，どんな痛みを感じましたか？」「上の入れ歯の調子はいかがですか？」などと，時間や部位を特定することで，より絞り込んだ具体的な情報収集が可能になります．

　利点は，患者さんの認識している曖昧な病状を，明確に把握することができることです．また，患者さんの話が止まらないような場合や話が横道にそれてしまった場合にも，話を元に戻すのに有効（軌道の修正）になります．

[注11] 福井次矢：メディカル・インタビューマニュアル　医師の本領を生かすコミュニケーション技法．インターメディカ．東京．2001

6　悪い質問法

① 閉じた質問の多用

　面接のコントロールのしすぎになります．直接的質問を多用しすぎるので，パターナリスティックになり，患者さんが自由に話しにくくなります．

② 重複型の質問（Double question）

　2つの質問が同時に行われると，患者さんの返答に混乱を招きやすくなります．

　Dr.「歯はいつから痛かったのですか？　以前，治療したときに神経を取ったかどうか覚えていますか？」

③ 多選択肢型の質問（Multiple choice question）

　その他の質問法の一つですが，使用法と，その頻度が問題となります．多用しすぎることで，選択肢以外の解答がしにくいこともあり，また，選択肢の選び方によっては，医療面接者側の意志や誘導が入ることもあるからです．

④ 誘導型の質問（Leading question）

　まさに誘導尋問です．医療面接者の仮説を証拠づけるための症状を訊いたりする質問です．早期閉鎖・プログラミングなどとも関連し，医療面接を妨げる原因ともなるので，誤診の可能性を否定できなくなります．口調も，閉じた質問形式の尋問口調になるので，不適切です．

⑤ 曖昧な質問（Vague question）

　感覚的・主観的な言葉づかいは，患者さんとのずれを生じたり，誤解の原因となります．少し・たくさん・そのうちなどは，個人的に把握している量にずれがあるので，具体的な数値をあげましょう．

⑥ 不公平な質問（Unequal question）

　社会的通念上，偏見的・差別的な質問です．

⑦ 繰り返し

　同じ質問を何度も繰り返すことです．これは，まさに私たちがきちんと患者さんの話を聴いていなかったという証拠になります．

以下の2つは質問法ではありませんが，好ましくない会話です．

⑧ 嘘の保障
　Dr.「何も悪いところはありませんよ」
　Dr.「大丈夫ですよ」
　Dr.「心配しないでください」

⑨ 守れない約束
　Dr.「必ず痛みは取れますからね」
　Dr.「何でも咬めますよ」
　Dr.「○×を治せば，△□も治ります」

	定　義	問題点
閉じた質問の多用	答えの限定された質問	尋問様になり，面接のコントロールのしすぎで，患者が自由に話せない
重複型の質問	2つのことを同時に訊く質問	答えに混乱する
多選択肢型の質問の多用	いくつかの選択肢の入った質問	多用すると，医師の意思が入り，誘導尋問のようになる．
誘導型の質問	意思の入った質問	医師の仮説を証拠づけるための質問をしてしまうので誤診の原因になる
曖昧な質問	感覚的・主観的な質問	そのうちとか，たくさんなどでは，個人的な把握量に差があるので誤解を生じやすい
不公平な質問	社会通念上，偏見的・差別的な質問	倫理的な問題
同じ質問の繰り返し	同じ質問の繰り返し	話を聴いていない証拠
嘘の保障	患者を安心させるために？	逃げるためのごまかし
守れない約束		

第4章
医療面接における医師の好ましい態度

1 医療面接者と患者の関係

　医療面接では，目に見える病気を診断・治療するとともに，患者さんの心のすべてを診ていく，ということはすでに説明しました．

　歯科の現場でも，白衣が歯科医師や歯科衛生士と患者という関係をつくり出すための重要な因子です．一般の人にとっては，白衣＝医療関係者という長年の固定観念や常識が，視覚的な環境因子として働きます．一方で私たちにとって白衣は，私たちの心理の最外層を覆うペルソナとして，物理的心理的の両面から医療関係者を守っているのです．

　問題は，白衣をまとった私たちの行動や態度が，患者さんにどう認識されているかです．医療面接者側が見ているのと同様に，患者さんも，私たちの言動や一挙手一投足を見ています．一般のコミュニケーションでも，私たちは種々のかかわり行動をしています．無意識のうちに，あるいは意図的に，さまざまな自己提示をしています[注1]．そこには，コミュニケーションをする人々のお互いの立場や環境が絡み合っているのです．

　患者さんは，はじめから弱い立場にあり，歯科医療スタッフは，はじめから優位な立場にあります．その立場の違いの上に胡座をかくのではなく，その優位性や認識の差をいかに理解し，患者さんの弱い立場に対してどういった態度で接していくかが，医療面接における医療従事者の好ましい態度ということになります．

　治療者（医療面接者）の態度は，いくつもの分類がありますが，ここでは，ポーター[注2]の評価（Evaluative attitude）・解釈（Interpretative attitude）・調査（Probing attitude）・支持（Supportive attitude）・理解（Understanding attitude）という5つの分類を中心に，解説してしきたいと思います．

[注1] 吉森護編著：人間関係の心理学ハンディブック．北大路書房．京都．2000
[注2] 大段智亮：面接の技法．メヂカルフレンド社．東京．2000

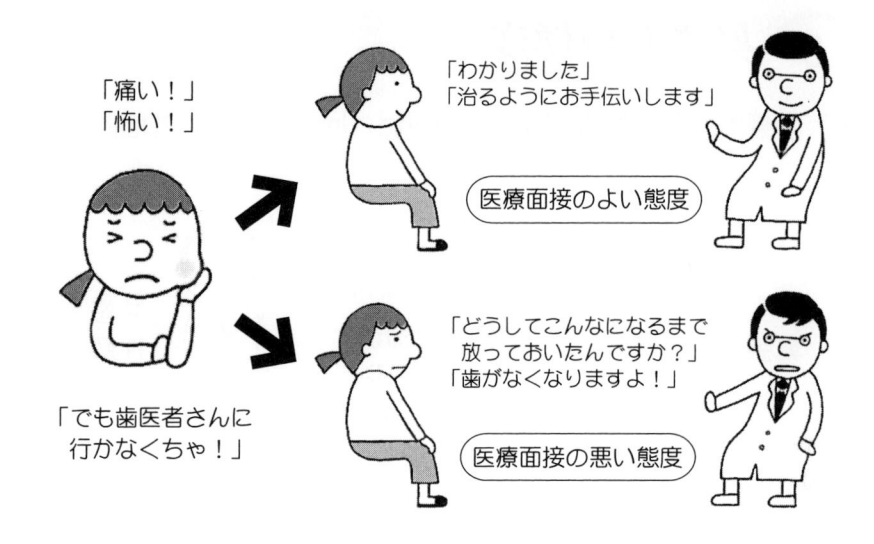

第4章 医療面接における医師の好ましい態度　99

「痛い！」
「怖い！」
「でも歯医者さんに行かなくちゃ！」

「わかりました」
「治るようにお手伝いします」
医療面接のよい態度

「どうしてこんなになるまで放っておいたんですか？」
「歯がなくなりますよ！」
医療面接の悪い態度

＜医療面接者の態度（ポーターの分類を改変）＞

	態　度	話し方の特徴
よい態度	共感・理解的態度 Empathic・Understanding	クリアな状態で患者の感情を感じ，反映できる 「大変でしたね」「辛かったですね」
	受容・支持的態度 Acceptive・Supportive	患者の気持ちや希望や過ちも含めて，すべて受け止める 「歯が痛いと夜も眠れないですよね」 「痛いときには誰でもそういう気持ちになるんですね」
悪い態度	評価的態度 Evaluative	患者の言動の善し悪しなどを評価・判断し伝える 「それは間違っていますね」 「力任せに歯磨きしてはいけません」
	解釈的態度 Interpretative	患者の言動に一方的な解釈をしてしまう態度 「舌が痛いのは更年期障害じゃないですか？」 「ストレスですね」
	調査的態度 Probing	多くの情報を手に入れようと微に入り細に入り尋ねる 「いつからですか？」「どんな痛みですか？」
	逃避的態度 Escape・Evasive・Avoiding	都合の悪い状況から逃げ出す態度 「次の患者さんが待っていますので」「会議の時間で」
	批判的態度 Critical	むやみに患者の言動を批判する態度 「氷で冷やすと，もっと腫れてしまうんですよ」 「どうしてきちんと病院に行かなかったんですか？」
	威圧・脅迫的態度 Peremptory・Threaten	威圧的・脅迫的に患者に対応する態度 「ちゃんと薬を飲まないと，治りませんよ！」 「いうことを聞いていればいいんです」
	欺瞞的態度 Deceptive	都合の悪い状況をごまかしたりする態度 「大丈夫ですよ」「気のせいですよ」

2　好ましい態度

1）共感的態度・理解的態度（Empathic・Understanding attitude）

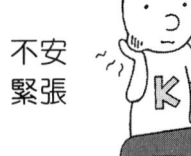

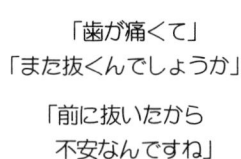

不安
緊張

「歯が痛くて」
「また抜くんでしょうか」

「前に抜いたから
　不安なんですね」

「そうなんです」

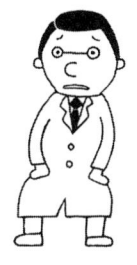

共感
理解

① 共感・理解的態度とは

　ここで理解するものは，患者さんの不安や辛さなどの気持ちや感情です．患者さんの立場に身を置き，感情を共有し，境遇を理解しようとする態度です．さらに，医療面接ではそれを言葉で伝える態度（反映）を示しています．共感には患者さんのなかの緊張感を解きほぐし，安心感を与える効果があるのです．

　共感は，カウンセリングや心理療法や，保育・教育・福祉・介護の分野でも基本となる態度です．C.R.Rogers[注3]は心理療法において人格変化が起こるための，治療者の側の3つの条件の一つとしてあげています．

　共感とは，相手の見たり感じたりしているものを，あたかも自分もそうであるかのように，正確に感じ取れて，伝え返せることをいいます[注4]．しかし，私たちが受け取っただけでは，患者さんには理解できません．これを言葉にして，患者さんに伝えてはじめて，患者さんは「ああ，わかってくれた」と感じます．共感とは，患者さんの気持ちとの一体化です．意識的なものではなく，内面的に自然に生じてくるものです．言葉面で，意図して発せられるものではありません．字面で身につくものでもありません．なぜなら私たちの人生そのものであるからです．

[注3] 佐治守夫・飯長喜一郎編：ロジャーズ　クライエント中心療法．有斐閣．東京．2001
[注4] 大山正・藤永保・吉田正昭編：心理学小辞典．有斐閣．東京．1999

② 医療現場での共感とは？

では，医療の現場では具体的にどうしたらよいのでしょうか？

共感とは，私たちが患者さんの苦痛の気持ちをありのままに受け入れ，理解し，患者さんに自分の感想を言葉で伝えることです．

「歯が痛いんです」と訴える患者さんの焦燥した表情を見て取った私たちが，「夕べは眠れましたか？」と訊いてあげることは，「ああ，この先生，歯の痛みのことをちゃんとわかっているんだな」と感じさせる重要な方法になります．このとき，患者さんは私たちの言語的な面だけではなく，微妙な非言語的なサインも読み取っているのです．ですから，医療面接では，私たちが患者さんの微妙な表情などを観察し，そこから発せられるメッセージを受け取ると同時に，自分自身がどのようなメッセージを発しているかにも，客観的に注意を払う必要があります．そのためには単に知識としてもっているだけではなくて，トレーニングや，実際の臨床の現場での経験が重要なウエイトを占めていることはいうまでもありません．

医療面接者が共感的態度をしているかどうかのチェックポイントは，患者さんが緊張することなく，話したいことを話せているかです．患者さんの肩に力が入っていたり，眉間にしわを寄せたり，一刻も早くその場から逃げ出したいとそわそわしたり，目がきょろきょろしたり，怯えたような目などというマイナスのサインは，「この先生はあまり話を聴いてくれそうにないから，本当のことをいいたくないわ」という不信感の証拠なのです．一方，患者さんの肩の力が抜けて，ほんの少しでも笑顔（卑屈・愛想笑いや苦笑いは別）がみられるときには，患者さんの信頼が得られた証拠です．

病院は，患者さんにとって異常な空間であることは何度も述べてきました．遊園地などに行くのとは，はじめから動機も心構えも緊張感も違うのです．すでに，病院という環境，歯科医師と患者という立場そのものが，コミュニケーションを一歩低い立場からスタートさせ，やりにくくさせているのだということを再認識してください．患者さんの緊張を解きほぐし，同じ高さに引き上げると同時に，私たちが腰を落として同じ高さまで降りていく態度や意識そのものが理解と共感なのです．

2) 受容的態度・支持的態度 (Acceptive・Supportive attitude)

　医療面接者が，患者さんの言葉や行動を否定や批判しないで，当然のこととしてまず受け入れて，支持する態度のことです．

　患者さんは，医療知識をもち合わせていません．ですから，自分に起こっている症状と，さまざまな原因との因果関係や時間的な前後関係を，相手に論理的に説明することは不可能です．患者さんの解釈のなかに，誤った判断や治療法などが入るのが当たり前です．背後には患者さんの解釈モデルがあることが多いのです．そこには，これまでの歯科治療に対する患者さんの経験や偏見，家族の意見やテレビや雑誌などで得た，きわめて特殊でセンセーショナルな事例や誤った知識もあります．

　しかし，たとえ患者さんの考えが誤っていても，その訴えを素直に聴いてあげることが，患者さんに安心感を与えることにつながるのです．

　診療室で，よく訊かれます．
　「咬み合わせが悪いと，頭痛や肩凝りや腰痛が起こるんですか？」
　「むし歯を放っておくと，脳までいくんですか？」
　「親不知って，全部抜かないといけないんですか？」
　「妊娠すると，歯が悪くなるって本当ですか？」
　「歯槽膿漏が，カビの薬で治るって聞いたんですけど」

　テレビや雑誌などでは，インパクトのある症例のほうが紹介しやすく，目を引きますので，どうしても特殊例を報道しがちです．そして，それが一般の人の記憶に強く残ることになります．茶柱とか，黒い猫が横切ったとか，ジンクスにも近いようなものです．これを，解釈モデルといいます．

　さて，患者さんがこういった思い込みをしているときに，医療面接者はどうしたらよいでしょうか．

　それには，受容的・支持的態度で対応することです．

　つまり，患者さんが誤っていても，まず，その過ちを受け入れてください．医療知識のない患者さんが，誤った考え方をもっているのは，不自然ではありません．

　たとえば，親不知が膿んで腫れてしまった．漫画などでは，氷で冷やしたり，タオルを巻いて，辛そうにしているシーンをよく目にします．しかし，氷やア

イスノンで冷やしすぎてしまうことは，血行障害を招き，炎症で破壊された老廃物を除去しにくくなりますので，逆に腫れがひどくなったり，ときには硬くなって開口障害も生じることを，私たちは知っています．

　それでも，Dr.「だいぶ腫れて痛かったですね．冷やすと，確かに楽なんですね」と，まずは，患者さんの言動を無条件に受け入れてください．もちろん，のちのち，患者さんの誤った解釈の修正は必要です．しかし，その方法は，「だめですよ，そんなことをしちゃ」と，評価や批判などではいけないのです．医療面接が進んで，患者さんとのラポールが成立してから，ゆっくりと，わかりやすく解説をすればよいのです．

　Dr.「確かに，プロ野球などをみていると，ピッチャーが疲れた肘なんかを氷で冷やしているのをみかけますね．でも，はじめだけなんですね．接骨院などに行くと，逆に，赤外線なんかで暖めませんか．バイ菌の入った炎症なんかの場合には，冷やしすぎると血行が悪くなって，治りが遅くなることもあるんです．どうしても，痛いときには，タオルを水で濡らして，当てておくくらいにしてくださいね」と，解説すればよいのです．

　そのほか，受容的な会話をあげてみましょう．

　「痛いときには，誰でも，夜，眠れないものなんですよ」

　「痛みがあったら，不安になるのは当たり前ですね」

　大事なことは，患者さんに，「ここにいても安心なんですよ」「安全ですよ」「居心地がいいですね」「困ったことを話していただいていいんですよ」というメッセージを発することです．

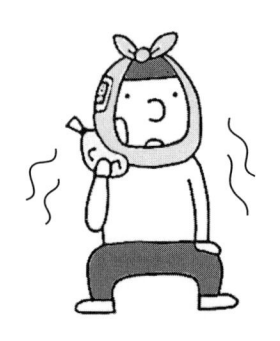

「濡らしたタオルくらいにしておいてくださいね」

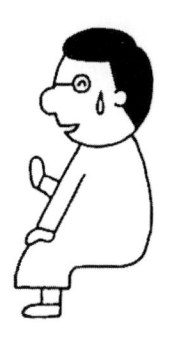

3 好ましくない態度

1）評価的態度（Evaluative attitude）

　好ましくない態度とは，まさに受容的・共感的な態度とは逆の状態です．
　患者さんの行動や，症状・病状などへの感じ方や考え方について，私たちがその善し悪しなどを評価，判断し，私たちがそれを伝えます．問題は，患者さんの病気に対する認識を，はじめから評価してしまうところにあります．
　「咬み合わせが悪いと，肩凝りが起こるんですか？」
　Dr.「それは医学的に間違っています」
　「むし歯を放っておくと，脳までいくんですか？」
　Dr.「重症の病気がなければ，まずそんなことはありません」
　など，はじめから弱い立場にある患者さんは，自分の言動を否定されたり，跳ね返されたりすると，萎縮し，自分の意見をいえなくなってしまいます．
　これは，私たち自身の生育歴や伝統的な教育方法が引き金になっています．幼稚園から大学まで，私たちは，教師によって評価されるという経験を繰り返してきました．評価されるなかで，他人と比べることでしか，自分自身を判断出来ないという癖を生じさせてしまったのです．そして，いざ，自分が大人になったとき，今度は他人を評価してしまうという癖をつくり出してしまったのです．
　評価そのものが悪いわけではありません．しかし，他人の欠点はよく見えて，長所はなかなか見えにくいのです．一方で，自分の長所はよく見えますが，欠点は見えないし，見たくないのです．客観的な評価であれば問題はないのですが，多くの場合には，利己的な評価になります．
　私たちが行うのは，評価ではなくて，あくまでも患者さんの理解を前提にした説明であることを，もう一度再認識しましょう．

2）解釈的態度（Interpretative attitude）

　患者さんの話した症状や手当てなどの方法に対して，私たちが一方的に，医学的解釈をつけてしまう態度です．

　医療面接のはじめの段階で，私たちが患者さんの言動を解釈しても，まだ病状をすべて把握しているわけではありません．医療面接者の受け取りに間違いがあるかもしれません．したがって，ときに，患者さんがまだ話していないことのなかに重要なメッセージが隠されていることもあり，必要のない誤解を招くこともありますので，良好な信頼関係を築くためには，妨げとなります．

　「最近，歯ぐきから血が出るんです」という患者の訴えに，Dr.「きちんと歯磨きをしていないんじゃないですか？」という私たちの短絡的な解釈には，大きな危険があります．実は，血友病などの出血性素因があったり，抗てんかん剤や降圧剤などを長期服用しているかもしれませんし，糖尿病などの代謝性疾患や，腎臓透析などの合併症が隠されているのかもしれないからです．

　「舌が痛いんです」という中年女性の訴えに，Dr.「更年期障害じゃないんですか？」という解釈も，貧血や中枢性の疾患など，ほかのすべて可能性を否定してしまうことになります．

　病状から病名を連想した，一種のパターン認識ですが，誤っている場合や思い込みが入った場合には早期閉鎖となり，その結論に達したときに，ほかの可能性を聴く耳を閉じてしまうのです．

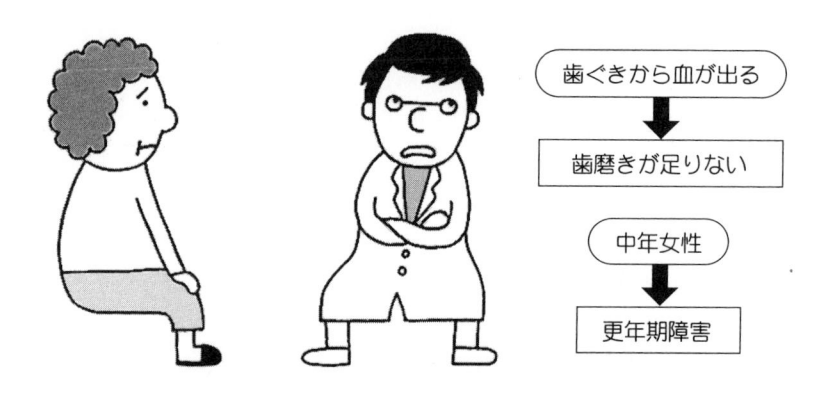

3）調査的態度（Probing attitude）

　より多くの情報を得ようとして，微に入り細に入り尋ねる態度です．古い問診の手法で，病状の把握のためには必要な手段です．システムレビューの一環ですので全身状態の把握に利用できます．しかし，閉じた質問を多用することになり，患者さんや家族は尋問のようなイメージを受けます．数回の診察を経て，良好な医師－患者関係の構築後に行うほうがよいでしょう．

　たとえば，患者さんが「右上の奥歯が痛いんです」と訴えるとします．私たちはさまざまな可能性を考えます．「いつからですか？」「どんな痛みですか？」「神経は取りましたか？」「蓄膿とかは？」など，聞きたい情報が山のようにあります．しかし，これらをすべてぶつけても，患者は逆に戸惑い，不安になるだけです．

　患者さんの訴えている症状に対する原因調査そのものが，問診や医療面接の目的そのものであることは確かです．しかし，ここで大事なのは，患者さんがどの程度の質問に答えられるかなど，相手の状況を見きわめ，その訊き方を含めて，タイミングをはかるという，私たちの観察力です．

4）逃避的態度（Evasive attitude）

　医療面接者にとって不都合な話や，説明しにくい質問などを本能的に回避する行動です．私たちが患者さんの話を聴かず，引いてしまった状態では，患者さんの不安や感情を受け止めることができません．これは，苦手とする病気に出会ったときなどに，本能的に回避する行動です．当然，患者さんに失望感を与えます．

　逃げ方にはいろいろな方法があります．私たちが避けたいものは，死や性の問題，心身症など心の問題に絡んだものです．とくに，舌痛症や一部の顎関節症など，不定愁訴を含む疾患や，治療後のトラブルなどは，誰もあまり診たくないのは確かです．そういった場合には，一般的には，急に話をそらしたりします．また，「次の患者さんが」とか「会議が」などと，その場から立ち去りたい口実を必死で探します．こういったときには，私たちのほうがそわそわして，視線が落ち着かず，ちらちら時計に目をやったりします．しかし，医療面接者は逃げることなく立ち向かわなくてはならないのです．

5）批判的態度（Critical attitude）

　　むやみに，患者の行動や態度を批判する態度です[5,6]．

　よく，患者さんからこんな言葉を聴きます．「痛くて痛くて我慢していたんですけど，どうしても我慢できなくなって，思い切って来たんです」ここで「我慢」や「思い切って」というキーワードに気づかれたでしょうか．患者さんは多少の痛みならば我慢します．鎮痛剤を飲んだり，冷やしたり，何日も眠れぬ夜を過ごし，どうしても治らないので，ついに痛みに耐え切れず，清水の舞台から飛び降りるような気持ちで来院するのです．予約の電話を入れ，家を出，駅に向かい，病院のある駅に降り，そして病院の門をくぐり，受付にいくとき，あらゆる瞬間で葛藤が繰り返されています．

　そういうぎりぎりの状態で，患者さんが私たちの目の前に座っているのだということを，私たちは理解しなくてはなりません．

　しかし，私たちの多くは，デリカシーに欠けています．このときに対応する私たちの冷たい一言があります．「どうして，もっと早く来なかったんですか？」「今日の初診受付は終わりました」

　いかがでしょうか．この，何気ない一言が，患者さんを地獄の底に突き落とす可能性のあることを知るべきなのです．優位な立場にある者の言葉が，ときには患者を傷つける凶器そのものになり得ることを，十分理解してください．

　アメリカでは「診療時間に遅れたのはあなたの責任です．次の予約の患者さんがいますので，あなたの診療時間はあと10分しかありません」というシチュエーションがあると聞きます．日本でもときどき，予約時間に遅れてきた患者さんに，お説教をしている先生を目にしたことがあります．これも，やはり医療面接を妨げる事項と関連します．

　まず「怒る」と「叱る」の意味の差を知らなくてはなりません．また「どうして」「なぜ」は絶対に禁句です．なぜなら，どうしてよいかわからないから，その答えを求めて来院しているのですから．

---

[5] 「人の悪を攻むるは，太だ厳なること毋かれ．其の受くるに堪えんことを思うを要す」他人の悪い点を指摘するのに厳しすぎてはいけない．相手が，忠告を受け入れられるキャパシティを考慮すべきである（菜根譚）

[6] 「人を責むるの心を以て，己れを責めよ」（小学）

6）威圧的態度・脅迫的態度 (Peremptory・Threaten attitude)

　威圧や脅しにより，患者さんの言動に対応する態度です．

　パターナリスティックな古いタイプの医師や教師に多いという特徴があります．これは，未だに古いパターンを踏襲しているのですが，なかなか自分自身では気がつかないことが多いのです．

　最近，よく「〇×なくして，△□なし」という表現を聞きます．Dr.「ちゃんと歯を磨かないと，歯槽膿漏で歯がなくなってしまいますよ」，母親・教師「ちゃんと勉強しないと，いい学校には入れませんよ」という表現を，私たちは使いがちですし，長い間，耳にしてきました．

　威圧は，患者さんの萎縮を引き起こします．ごく短期間の服従を引き出せますが，長期的には反発が起こります．

　脅迫は恐怖心を誘発し，恐怖心を抱かせては患者のポジティブな病気への取り組みを引き出すことにはつながらないことが多いのです．ネガティブ・フィードバックの誘因になるだけです．

　これもまた，医療面接を妨げる事項が背景にあります．

　こういった表現方法を長い間使ってきたために，もっとマイルドな別の表現方法があることに気がつかないのです．Dr.「歯を磨かないと，歯槽膿漏で歯がなくなりますよ」という表現と，Dr.「歯を磨くと，気持ちがいいですね．一生，自分の歯で美味しいものを食べましょうね」といういい方は，同じ内容を伝えたいにもかかわらず，まったく反対の受け取られ方をします．

7）欺瞞的態度 (Deceptive attitude)

　都合の悪い質問に答えにくいので，ごまかしなどで対応する場合です[注7,8]．

　嘘の保障として「何も悪いところはありませんよ」「大丈夫ですよ」「心配しないでください」，守れない約束として「必ず痛みは取れますからね」「何でも咬めますよ」などといういい方です．これはある意味，逃避です．

[注7]　「巧言令色は，鮮ないかな仁」きれいごとを並べても仁は少ない（論語）
[注8]　「妄語せざるより始めよ」（小学）

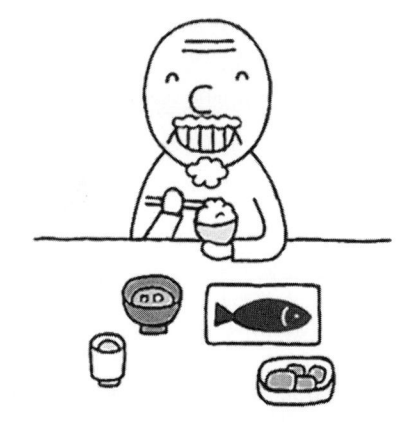

第5章
医療面接を妨げる因子

1 なぜ，患者さんの話を傾聴できないのか

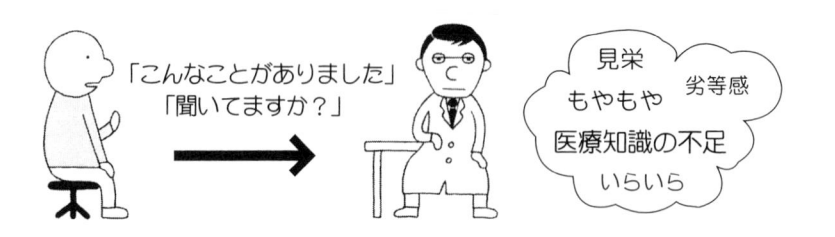

「こんなことがありました」
「聞いてますか？」

見栄
もやもや
劣等感
医療知識の不足
いらいら

　コミュニケーションのむずかしさが，相互のキャッチボールであるという点にあることを，何度も述べてきました．相手からの情報を受け取るには，相手の話や微妙な表情や仕草にじっと耳や目を傾けることが重要です．しかし，ここまでのところで，ただ患者さんの話を冷静にじっと耳を傾けて聴くだけのことが，いかにむずかしいかを説明してきたと思います．多くの場合には，ちょっとした誤解や聞き違いを招きます．

　これまで，その理由については述べませんでした．その理由は，私たち自身の心のなかに，医療面接を妨げる何か＝ブロッキング[注1, 2]が潜んでいるからにほかなりません．カール・ロジャーズも「コミュニケーションの障壁と通路」のなかで，その問題点について述べています[注3]．

　それでは，妨げになる状況とは何でしょう．心に障害物となるさまざまな因子があるからです．大学病院のように短時間でたくさんの患者さんを診なく

[注1] 一般的には阻止現象として訳されている．心理作業や身体的作業の流れがつかえ，一時的に低下すること．ブロックとは，バレーボールのアタックを阻止するときなどにも使われる．医療面接時に妨げとなること．大山正・藤永保・吉田正昭編：心理学小辞典．有斐閣．東京．1999
[注2] 宗像恒次：ヘルスカウンセリング事典．日総研出版．東京．1999
[注3] 大段智亮：面接の技法．メヂカルフレンド社．東京．2000

てはならないという，物理的な忙しさもその一つの原因です．3分間診療で，十分に患者さんのニーズを引き出すのはむずかしいと思います．

　動物がトラブルに遭遇すると，交感神経優位の緊急反応として闘争行動や逃走行動・定位反応，副交感神経優位の固着行動や防御・驚愕反応などが起こります[注4]．動物は，物理的・感情的に起こったことをそのまま素直に行動に表せます．しかし，人間は社会生活を営むうえで素直に感情を表現できません．その制限が矛盾を生じさせます．コンピューターでは，矛盾した命令は暴走やフリーズというトラブルになります．人の心は暴走もフリーズもできずに，意識の抑圧に遭遇します．そして，その歪みは心のどこかに残ります．その歪みが，相手の話を聴こうとするときの障害物となるのです．それが，私たちと患者さんの良好な意思の疎通を妨害してしまいます．

　ここで解説したいのは，物理的な面ではなくて，心理的な面と，それに伴う無意識の行動です．認知心理学[注5]では，思い込みによる思考停止を早期閉鎖[注6]と呼んでいます．誤った心の条件反射[注7]に基づくプログラミングです．個人のなかで，これまでに培ってきた間違ったパターン認識[注8]がプログラミングされていることがあり，患者さんの態度や言葉から連想される嫌な思い出などのマイナス要因が冷静な思考をストップさせ，客観的な医療面接を行うことをスタック[注9]させる要因となることなのです．

[注4] 濱治世・鈴木直人ら：感情心理学への招待　感情・情緒へのアプローチ．サイエンス社．東京．2001
[注5] congenitive psychology：人の情報処理にみられる計算過程を扱う心理学の分野．重野純：キーワードコレクション　心理学．新曜社．1997
[注6] 早期閉鎖（認知心理学）Premature Closure：一度「こうだ」思い込んでしまうと，それ以外の情報が目や耳に入らなくなってしまう状態．強烈な印象や劇的な症状をもった患者経験などが引き金となり，それ以降に診た患者の診断や治療などの解釈に影響を与える．パターン認識の重要な因子だが，すべての場合に適合するとは限らず，誤った認識で診断や予測を誤ることもある．vividness of memoryとも．医療面接者が注意すべき心理的な落とし穴（Pit Hole）であり，罠である．大山正・藤永保・吉田正昭編：心理学小辞典．有斐閣．東京．1999
[注7] Conditional reflex：ロシアの生理学者のI.P.パブロフの犬の実験が有名．
[注8] Pattern recognition：知覚や言語・思考活動の際に特徴的な構造を認めていく働き．
[注9] stuck：車の渋滞や車が壊れて立ち往生をしたなどというときに使用する．物事がうまくいかない状況．

人は，自分の弱みを他人に見られたくありません．自分に都合の悪いことをごまかしたり，逃避（escape）したりするのは当たり前の自我防御反応[注10]です．その際，なるべく自分が傷つかない方法で，その状況を都合よく解釈し，納得し，自分の気持ちや感情の治まりをつけようとする行動にほかなりません．

　外界からのストレスがあります．しかし，私たちはそのすべてに対処できるわけではありません．ストレスとは，ストレッサーとその個人の心理・認知・行動的なパターンとの相互交換作用的な過程から生まれるコーピング[注11]の結果であると考えられています[注12,13]．コーピングとは，心身の健康に有害な結果を及ぼすような事態に出会ったときに処理したり認知したり行動したりすることです．その対応の方法は，防御・分析・対決であったり，ときには八つ当たりや逃避であったりします．

　もちろん，セルフコントロールが可能な刺激の量には個人差があります．しかも，その結果は必ずしもよい方向には進みません．抑圧されたエネルギーは何らかの歪みを残します．結果的に原因は覆い隠されただけですので，これが種々の心理的トラブルの要因となるのです．これが個人のなかで起こったときには，ほかの人に被害は及びません．しかし，医療現場では問題を生じさせます．目の前に患者さんがいますから，私たちの心のなかでは本来は起こるべきではありません．重要なことは，こういったプロセスが心のなかで行われているときには，患者さんの話をまったく聴いていないということです．それが根底となり，好ましくない態度として表現されます．なぜ，私たちが共感的・受容的な態度をとることがむずかしいのかということにも関連してくるのです．

　医療面接を妨げる原因は，私たち自身のこれまでのすべての経験と生育歴など，深い部分に重要な因子が潜んでいるのです．その部分は，私たち自身も気

[注10] 防衛とは，個体の安全性と恒常性を危険に陥れようとするあらゆる変化を減少・消滅させることを究極目的とする心的操作のことである．大山正・藤永保・吉田正昭編：心理学小辞典．有斐閣．東京．1999

[注11] coping mechanism：能動（対処）規制．ストレスに直面した際，それに能動的に対処しようとすること．ランダムハウス英語辞典．1999年版

[注12] 濱治世・鈴木直人他：感情心理学への招待　感情・情緒へのアプローチ．サイエンス社．東京．2001

[注13] Lazarus R.S.・Folkman S.：ストレスの心理学　認知的評価と対処の研究．実務教育出版．1991

がつかないブラックボックスです．そして，気づかないということが最大の問題点なのです．自分の長所はよく見えるのですが，欠点は見えません．むしろ，見たくない，そんなはずはないという心理のほうが強いことが根底にあります．

こういった問題点を克服する方法は，まさにそれに気づくことです．裏を返せば，医療面接を妨げる因子そのものは，私たちの心に溜まったさまざまな問題点を気づかせてくれる心の警報なのです．気づくということが，カウンセリングの最も重要なポイントであることは，何度か解説しました．その理由がわかることで，問題点は解消します．患者さんは，私たち自身の心の鏡です[注14]．そして，医療面接は，私たちの人生そのものの現れです．「なぜ，患者さんの話をきちんと聴けないか」ということを，私たちが気がつくことに，医療面接ばかりでなく，私たちの人生そのものをスムーズに生きていくための重要なテクニックが隠されているのです．

〈Colemanによる典型的な自己防御規制[注15]〉

現実否認	denial	知覚を拒絶し，自分に不快な現実から身を守る
白日夢	day-dream	阻止された願望を，空想による達成感で満たす
補償	compensation	望ましい特性を強調し，弱点を隠したり，ある領域の欲求を他の領域を堪能することで補う
同一化（同一視）	identification	自分を優れた位置の人や制度などと同一化することによって価値観を増す．虎の威を借る狐
取り入れ	introjection	外部の価値や基準を自我構造のなかに統合し，外部からの脅威としてそれに弄ばれないようにする
投射	projection	困難を他人のせいにして自分の願望を他人に転嫁
合理化	rationalization	自分の行動が合理的かつ正統的であり，立派であり，社会的承認に値することを証明しようとする
抑圧	repression	痛ましく危険な考え方が意識に上がることを阻止
反動形成	reaction-formation	逆の態度や行動の型を誇張し，それを障壁として危険な願望が表出しようとすることを防ぐ
転置	replacement	隠された敵意のある感情を，その情動を引き起こしたものよりも危険でない対象に対して吐き出す
情動分離		傷つくことから自分を守るため受動状態にこもる
孤立	isolation	痛ましい場面から感情を断絶したり，両立しがたい態度を厳格な区切りまで分離する
退行	regression	より未熟な反応をもつ発達水準，そして，通常は低い要求水準へと退く
昇華	sublimation	満たされない性的願望を代償の行動で満たす
取り消し	undoing	非道徳的な願望や行動の償いをし，取り消す

[注14]「君子は水に鏡みずして，人に鏡みる」人を鏡として反省すること（墨子）
[注15] 前田重治：臨床精神分析学．誠信書房．東京．1998

2 医療面接を妨げる因子の分類

1) バリア (Barrier) ……障壁・防御壁

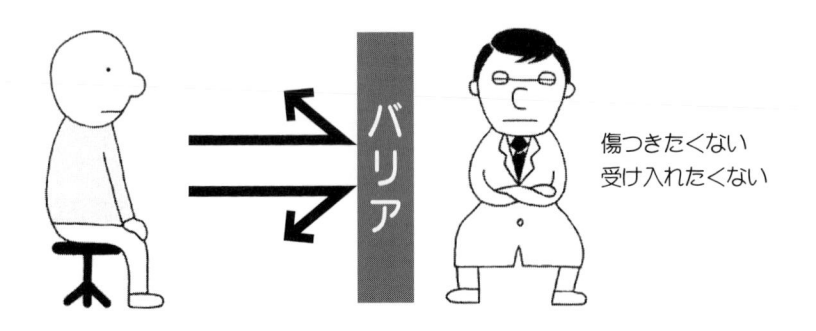

傷つきたくない
受け入れたくない

　バリアやシールドは外からのエネルギーを跳ね返すための壁です．よくSF映画などに出てきます．ボールなどが突然飛んできたときに無意識に手で払いのけるのと同様に，一般的な防御反応です．これが心理的なレベルで発生した場合です．つまり，相手の話を聴くときに，心の壁となって障害物となるものです．患者の発したキーワードや立ち居振る舞い・雰囲気などから，素直に受け入れられない状況が発生したとき，無意識に対処する方法です．
　この場合の特長は，嫌な問題を，私たちの内面に入る前に処理をして，直接の被害を受けないようにします．ですから，思考力は維持されています．これが極端になれば，自分だけの世界に入り込んだ引きこもり状態です．
　防御の方法には，いくつかあります．相手を拒否して，まったく跳ね返してしまう場合や，ある程度は壁に透過性はあるが，フィルターのかかる場合です．先入観による色眼鏡などのように情報に修飾が入る場合や，情報を都合のよいように勝手に解釈して，情報が屈折するのです．
　このときの医療面接者の態度には特徴があります．腕を組む・足を組む・薄笑いを浮かべるなどは，ボディランゲージでは典型的な防御反応とされています．また，反り返る・しかめっ面などの威圧的な態度やポーカーフェースなどは，相手に自分の心のなかを見抜かれないようにしているのです．

2）エスケープ（Escape）……逃避

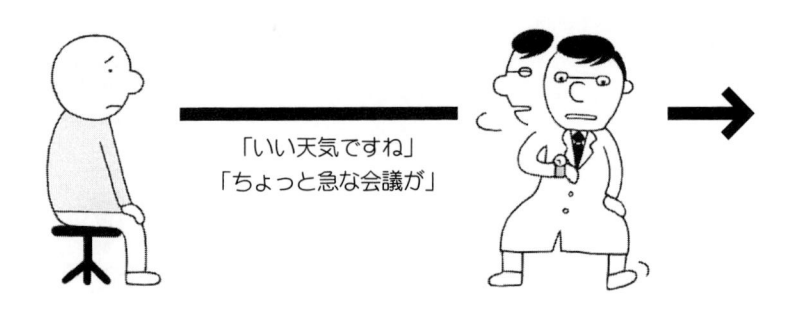

「いい天気ですね」
「ちょっと急な会議が」

　エスケープは，文字どおり，何か嫌なことから逃げることです．危険を回避する最良の方法は，危険から逃げ出すことです．動物は，驚くと逃げ出します．しかし，医療面接の場で私たちが，現場を放棄することはできません．ですから，患者さんの前では，いくつかの方法で逃避を行います．

　耳を閉ざす方法は，都合の悪い話を聞かないことです．医療現場では，これが最も多いように思われます．一応は話を聞いているふりをします．しかし，ここでは聞くと書いたように，患者さんの必死の訴えは，小鳥のさえずりと同じです．患者さんの声は心まで届かず，私たちにとってはBGMです．左の耳から入って，そのまま右の耳に抜けてしまうのです．

　話をそらすのは，死・性の問題や金銭的な問題などです．一般的な人にとってあまり歓迎できるテーマではありませんので，できれば避けて通りたい問題です．ですから，私たちは，そういった質問をはじめから意図的に避けたり，患者さんの口から発せられた場合には，思わず別の質問に切り替えてしまったりします．「私の顎の関節の痛みなんですが，治るんでしょうか？」Dr.「ああ，そういえば，この間セットした前歯の色はどうでしたか？」患者「……」Dr.「あっ，急な会議がありまして，今日はこの辺で……」

　このときの医療面接者の特徴は，視線を合わせなかったり，落ち着かなかったり，患者が重要な話をしようとすると遮ったり，口をはさんだりします．一刻も早く逃げ出したいと考えている場合には，歯科医師はそわそわして，きょろきょろと時計を見たりするのです．

3）エリミネイト（Eliminate）……排除

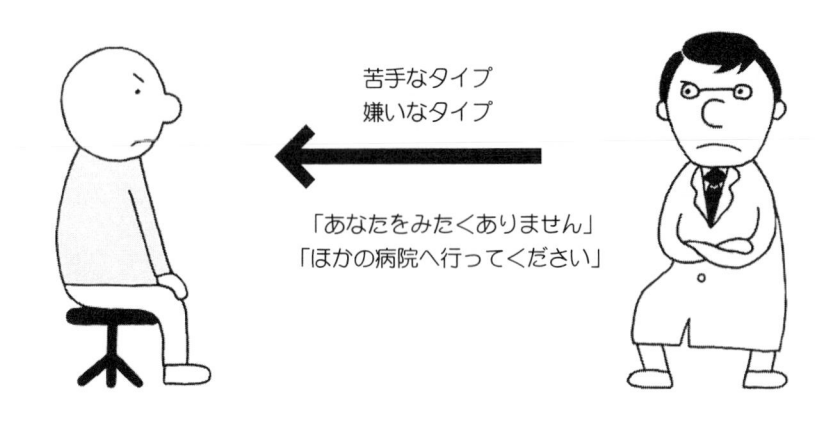

苦手なタイプ
嫌いなタイプ

「あなたをみたくありません」
「ほかの病院へ行ってください」

　これは，自分に合わないものを排除することです．
　当然，歯科医師や歯科衛生士も人間ですので，人間的に苦手なタイプもあります．自分の思うとおりにならない場合には，私たちでも自制ができずにかんしゃくを起こしたりします．
　インフォームド・コンセントの最大目的が，患者さんの自己決定権の尊重ですから，患者さんにも自由意志があります．ですから，いつも私たちの思うとおりに都合よく行動するわけではありません．そんな場合に，私たちはこういいます．「感性が合わない」「意見が合わない」
　ときどき，こんな歯科医師を見かけることがあります．腕を組み（体はやや前に出て），しかめっ面をして，視線は逆にはずさないことが多く，むしろにらみつける感じで，威圧的な態度になります．言葉とは裏腹の裏面交流もみられます．このとき，私たちは心のなかではこう伝えています．「あなたを診たくありません．ほかの病院へいってください」
　たとえば，これは診療所のなかでは，こんな会話として聞かれます．Dr.「ああ，またプシコ（心身症）の患者さんだよ」
　でも，私たちは患者さんを選んではいけないのです．

4）スタック（Stuck）……思考停止状態

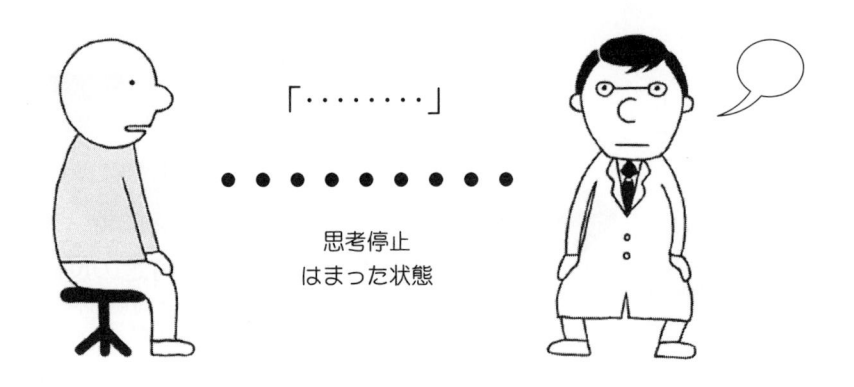

「………」

思考停止
はまった状態

　スタックとは，仕事などが山と積まれた状態，車が渋滞した状態を思い起こして下さい．物事が，予定どおり正常に運ばない状態です．
　医療面接では，私たちの思考が完全にストップした状態です．人はいくつもの作業を同時に並行して行うことはできません．人の頭は，一度に一つのことを処理するようにできています．同時にいくつもの矛盾する命令を与えられると，まったく反応しなくなります．電気製品でいえば，ヒューズが飛んだ状態です．コンピューターでいえば，フリーズした状態です．
　患者さんから得たさまざまな情報が，私たちの頭を駆けめぐります．自分が興味をもっているテーマであれば，気づかないうちにいろいろと空想をめぐらしはじめてしまいます．ときには，話が横道にそれてしまうかもしれません．嫌なことであれば，同じような嫌な思い出を再体験するかもしれません．ポジティブなことであれば，それほど医療面接自体に影響を与えませんが，ネガティブな状況では，医療面接そのものを妨げる事態となります．
　どちらの場合にも，頭のなかの神経は，空想や嫌な思い出ですべて使い切ってしまいますので，患者さんの言葉を入れる余地はなくなってしまうのです．こうなると，冷静で客観的な思考が維持できません．
　まさに馬耳東風・馬の耳に念仏の状態です．うわの空の状態で，私たちの耳には，この間の患者さんの声はまったく入ってこないことになります．

5）プログラミング（Programming）……ネガティブな条件反射

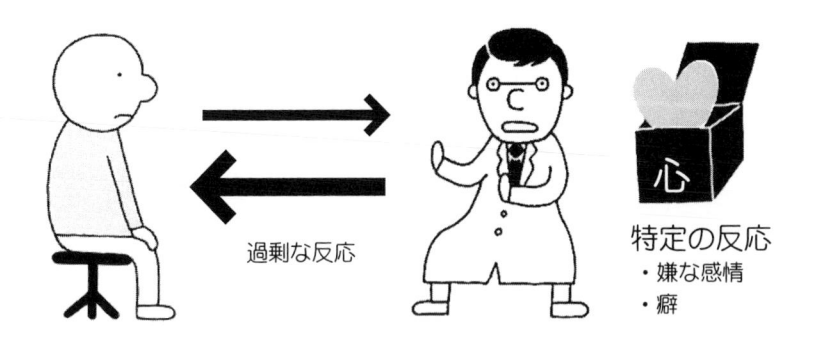

過剰な反応

特定の反応
・嫌な感情
・癖

　医療面接を妨げる因子のなかで，最もやっかいなものがプログラミングです．
　プログラムというのは演奏会などのパンフレットや，コンピューターを動かすためのソフトです．劇場はその日の講演予定がなければただのがらんどうの空間ですし，コンピューターを起動するソフトも，使う人間がいなければただの箱です．私たちの頭も，死んでしまえば，ただの脳細胞の固まりです．ハードは，それを動かす命令や目的があってはじめて正常に機能します．私たちが，息をしたり，心臓が動いたり，歩いたり食べたり，笑ったり泣いたりするのも，複雑な神経系の一種のプログラムのようなものです．
　条件反射というと，パブロフの犬を思い出します．患者さんの発したあるキーワードや仕草や印象などが引き金となり，心のブラックボックスに入り，ある特定のアウトプットが起こるのです．多くは，ポジティブな反応ではなく，ネガティブな反応です．問題は，私たちが，それがあることを認識していないことなのです．
　餌をみて犬がよだれを垂らすのは，中立な生理現象です．餌と同時に音を聴かせると，よだれを垂らすのもまた中立です．これに慣れていくと，音だけでもよだれを垂らします．餌という最初のインプットが忘れ去られました．
　餌でしたらよいのですが，餌の代わりに嫌な事件だったらいかがでしょうか．嫌な事件は忘れたのに，そこから生じた嫌な感情だけが残っています．
　心臓の鼓動は無意識（不随意）に行われ，自動的にコントロールされます．

でも手足の筋肉などは，意志をもって動かす（随意）ことができます．心臓の鼓動や呼吸は，生まれたときから自動的にプログラムされていて，必要なときに心拍を増やしたり減らしたりできます．しかし，手足の筋肉の動きは練習が必要です．

　随意筋が，無意識のうちに働いてしまうとしたらどうでしょうか．裏面交流では，私たちは知らないうちに，話していることとは裏腹なさまざまな表情をしたり，仕草をします．ここに，問題のプログラミングが隠されています．

　これが笑顔などのポジティブな反応であれば問題にはなりません．ここで問題となるのは，ネガティブな反応です．

　コンピューターでは，知らないうちにウイルスが入り込んで，不当な命令を出して機能をストップさせたり，ときには，ハードそのものを破壊します．実は，私たちの頭のなかにも，知らないうちにコンピューターウイルスのようなプログラミングがなされてしまっているのです．心理学的には，その反動から暴走したり，身体的な病状があったり，閉じこもったりすることもあります．

　これまでの医療面接を妨げる事項は，コミュニケーション技術などの，ある程度の訓練を積むことで，かなり回避することができます．ディズニーランドやコンビニエンスストアやファーストフードチェーンでは，素人のアルバイトをほんの数日で第一線に投入できます．それでも，お客さんに不快な感情をあまり抱かせないことが可能です．しかし，医師や歯科医師は6年間，歯科衛生士でも2年以上のトレーニングを積んできたのに，これができないはずはありません．

　しかし，このプログラミングが最も調整（キャリブレーションCalibration）のむずかしい因子であることをここに強調しておきます．

　プログラミングの問題は，私たちの長い人生のなかのどの時点で組み込まれてしまったかということが，焦点となります．

　プログラミングは非常に簡単なことです．私たちは，何かを好き嫌いで判断します．人生のなかのどのような時点でも，無意識のうちに何かを選択しています．さて，この選択ですが，本当の自分の意志で行っているのでしょうか．お友達がブランド品をもっているから，それとも，雑誌などで取り上げられていたから，つい買うということがありませんか．また，服装や食べ物の好みは本当に自分の判断によるものなのでしょうか．子供のときの両親や祖父母など

の好みや，恋人に「その服似合うわね」などといわれたから着ているということはありませんか．自分自身が日頃から行っている選択や判断が，本当に自分自身の自由意志で決定されているかどうか，自分の胸に手を当てて考えてみましょう．

　プログラミングは，それを受ける個人を包括する環境のレベル（広さ）によって，いくつかに分類されます．
① 種としての人類に共通のもの
② 民族・国家に共通のもの
③ 集落や集団に共通のもの
④ 家族などに共通のもの
⑤ 個人に特有のもの

　問題は，これらが正しい慣習か，それとも誤った慣習かという点です．正しくても，誤っていても，無くて七癖といわれるように，他人にそれを指摘されないかぎり気がつくことは滅多にありません．逆に，他人にいわれることで，頑固な守りに入るというマイナスの行動に出てしまうことのほうが多いのです．このプログラムは，タマネギのように，表面的な浅いものから，心の深い部分まで，いくつもの層状になっています．

　このときには，私たちは，種々の反応を起こします．これまでの生育歴のすべての反映です．多くは，患者さんのある特定のキーワードで心のスイッチが押されて，過剰な反応が起こり，守りに入ってしまいます．実際の医療面接の場で医療側の問題となるのは，心の深い部分に組みこまれた特定の習慣や個人の資質です．

　つまり，私たちは知らず知らずのうちに，医療関係者であるというプログラミングを受けてしまっています．すべての物事を，歯科医師や歯科衛生士という視点から見てしまっています．

　一方で，もちろん，こういったプログラミングは，私たちのなかにあるだけではなく，患者さんのなかにもあります．患者側の問題となるのは，その個人の病気に対する特有の考え方や，家族などの関係です．これを解釈モデル，あるいは家族背景・信条などと表現してきました．

　ですから，医療面接で大事なことは，患者さんの心理状態を把握していくのと同時に，私たち医療面接者に芽生えてくる心理状態に，絶えず注意を払って

いくことにあります．

　一般的なコミュニケーションのなかでも，私たちは知らず知らずのうちに同じようなことを繰り返しています．言語による表面的なメッセージのほかに，交流分析などでいう裏面交流のように，言葉とは違った意味を，微妙な言い回しや表情や仕草で伝えていることもあるからです．夫婦げんかのときのメタメッセージ[注16]なども，コミュニケーションのおかしな袋小路のよい例です．

〈医療面接を妨げる因子〉

因　子		言　動	思考力
バリア barrier	障壁・防御壁 傷つきたくないので跳ね返す	腕組み・足を組む・しかめっ面 「痛いのは生きている証拠ですね」	◎
エスケープ escape	逃避 都合の悪い状況から逃げ出す	視線を合わせない・そわそわ 時計やドアをちらちらみたりする 「急な会議がありまして」	◎
エリミネイト eliminate	排除 都合の悪いものを排除する	力強い腕組み・にらみつける・威圧的 「うちの病院で対応できる病気じゃありません」	◎
スタック stuck	思考停止 別のことに意識が集中して，話を聴くという思考が停止	視線が合わない・あいづちもない 「ええと，もう一度お訊きしますが，いつからお痛みでしたっけ？」	×
プログラミング programming	ネガティブな条件反射 間違った条件づけによる間違った行動	医療面接者の好ましくない態度のすべて	△

　私たちが人と対話するときに生じる，いろいろなネガティブな反応のごく一部は，以上のようなものです．

　実際には，ある特定のキーワードで生じてくるのは，一つだけの反応ではなくて，いくつもの反応が組み合わさった非常に複雑な形で発生してきます．

　もう少し，状況別の具体的な例を示してみます．

[注16] 表向きの言語表現とは別に，身振り手振りなどのボディランゲージなどで伝えられる真の意味．

3 医療面接を妨げる心理的な問題点

1) 医療技術・知識の不足（逃避的・威圧的態度の原因）

　私たちは，医療従事者です．

　一般のカウンセリングとの相違点は，単なる心理的な問題点を話すのと同時に，患者さんは病気をもっているのです．その病気による身体的・心理的な問題点を適切に診断し，治療し，患者さんの満足を得なければなりません．ということは，患者さんの病状を正確に把握することのできる，十分な医学的知識と技術が必須となります．ここで，その他のいくつかの障害因子とも関連しますが，医療知識や技術の不足という問題は医療面接を行ううえでは，いくつもの重要な問題を引き起こします．その反応の出方は，これまで説明したいろいろな反応であったり，あるいは，複雑に組み合わさってくることがあります．個人個人の生育歴など，種々の環境が影響を与えていることはいうまでもありません．

2) 劣等感・見栄・慢心（逃避的・評価的・批判的・威圧的・脅迫的態度の原因）

　自分が現在，直面している患者さんの病気の診断法も治療法も知らないということを，患者さんに悟られたくないというのが，引き金になります．そんなとき，私たちは劣等感を隠すために，特有の反応を引き起こします．見栄を張るのです．

　おもしろいことに，いくら英語表現を探しても，見栄を張るという言葉に翻訳可能な表現がありません．まさに，日本人という民族に特有なプログラミングの一つです．ポーカーフェースのように，都合の悪いときには，薄笑いを浮かべて頭をかきます．自分の答えられない問題に直面したときには，「知らない」とは口が裂けてもいいません．「私たちは……」とか「上司に相談して……」と責任の所在をあいまいにして答えるのもこの一つの逃げ方です．

　新人医師や歯科医師は，卒業したてで「自分はすべての病気を知り尽くしているのだ」と思い込んでいます．あるいは，「右も左もわからない，どうしよう」と怯えています．そんなときに起こりがちな反応です．

さて，どうしても自分ひとりでは対処できない患者さんにぶち当たりました．そんなとき，患者さんに訊かれます．
　「この症状はどうして起こるんでしょうか？」と．
　歯科医師は声を荒げて別の対応をします．
　Dr.「黙って私のいうとおり，薬を飲んでいればいいんです」
　非常に残念なことですが（もちろん忙しさも理由の一つですが），患者さんの質問に答えてあげられない歯科医師が非常に多いことは確かです．そういったトレーニングを行っていないことにも原因の一端はあります．
　これは，一種の防御反応です．
　ここで起こってくる反応は，患者さんのなかだけでなく，医療面接者自身のなかで起こっているということです．実際に医療面接の現場では，どのようなことが起こるのでしょうか．
　・劣等感のすり替え　→　見栄を張る（逃避的態度）
　・劣等感のごまかし　→　強い口調や自慢話など（威圧・脅迫的態度）
　・優越感　→　実は，劣等感のすり替え
　自分が優秀な医療知識をもっているのだということで，患者さんを見下します．これは古いタイプの医師－患者関係のパターナリズムにほかなりません．
　こんな歯科医師を見たことが多いでしょう．
　・腕組みをする・足を組む・体を反らせて，お腹を突き出す・しかめっ面
　・きつい口調で
　　「だめですよ，こんなになるまで放っておいては！」
　　「ちゃんと治療しないと，歯がなくなっちゃいますよ！」
　　「薬をちゃんと飲みなさいって，いったじゃないですか！」
　・そして，患者さんが質問をすると怒り出します
　　「いうことを聞いていればいいんです」
　　「黙って診療を受けていればいいんです」
　まさに，これが医療面接者の好ましくない態度であるということに気がつくと思います．

3）先入観（評価的態度・解釈的態度の原因）

　先入観は，パターン化された日常の診療のなかで最も陥りやすい誤謬（ごびゅう）です．

　先入観は私たちの客観性を否定します．過去の経験や知識から勝手な連想をし，誤った判断をさせます．患者さんの与える言葉や仕草などのすべての印象が，私たちに憶測や思い込み[注16]などを引き起こします．色眼鏡を通して，特定のパターンにはまった認識をします．本来は素直に客観的に中立に見るべきことを，フィルターを通して，歪めたり色をつけて見ているのです，これが先入観にほかなりません．

　先入観とは一種のプログラミングです．軽いものから，心の深い部分に原因が潜んでいることもあります．目にした情報を過去の経験に照らし合わせて，同じか違うかというセレクションがかかります．そのときに，情報の判断に中立性が失われ，偏りが生じます．

　医療の現場でこれが起こると，正確な診断や治療が行えません[注17]．これには，医学的知識や経験不足，技術の未熟さなどが最も影響を与えます．ルーチンワークのなかでつくられてしまった条件反射，パターン化されたプログラムです．多くの病気を経験した歯科医師は，一つの症状でもいろいろな可能性が推測されることを意識し，適切に対応して検査や診査が行えます．医療現場では，いかに主観性を排除して，客観性を維持できるかにかかっているのです．

　一つの例が思い込みです．「歯ぐきから血が出る」→「歯槽膿漏」などという，短絡的な思考が生じます．結論に達した場合には，別の考えや可能性が入り込む余地は排除されます．この早期閉鎖は，間違った診断や治療を生み出す可能性を秘めています．

　しかし，日常，慣れ親しんだ行動パターンを変えるには，洞察力と勇気が必要なのです．自分の誤った思考回路にはまって，悪循環に陥ったのです．簡単な歯だという思い込みが，いろいろなテクニックの必要性という思考をストップさせることもあります．病気には個性があり，すべての病気の病態は違います．それぞれの患者に，中立で素直な気持ちで向き合うことが大事なのです．

[注16] 宗像らは，このほかに自分の解釈・リハーサル・シナリオ・深読みなどの表現をあげている．宗像恒次：ヘルスカウンセリング事典．日総研出版．東京．1999
[注17] 「心眼乱る」心が乱れていると，物事をきちんと見ることができない（雑書）

4）嫌な感情の誘発（逃避的態度の原因）

　患者の口から，私たちに嫌な感情を思い起こさせるような言葉が出てきたときに，無意識のうちに話をそらしたり言葉を避けようとします．この嫌な感情が惹起(じゃっき)されると，患者との話が妨げられます．感情に流され，その嫌な思い出に浸っているときには，同情の立場になり，中立で客観的でクリアな立場を維持できなくなります．古くから「情に棹(さお)させば流される」といいますが，逆に逆らった場合には共感を妨げることになり，パターナリズムのような医師主導型の診療に陥ります．

　誰でも嫌な感情は二度と思い起こしたくはないものです．ですから，患者さんの感情に気をつけると同時に，自分自身の心の動きにも，絶えず注意を払っていなければ中立性が維持できません．

　人は，いろいろな感情を経験し，記憶しています．よいものもあれば悪いものもあります．とくに，悪い感情の記憶は，心の深い部分に隠してあります．思い出したくないからです．その経験と似た事柄が患者さんの口から出ます．嫌な感情を再体験したくないと，無意識のうちに避けようとするのは当たり前のことです．実は，良好な医療面接の妨害因子の背景には，感情に誘発された嫌な思い出が潜んでいます．

　ただし，ここにはもう一つの面があります．確かに，嫌な感情が惹起されることによっていろいろな問題が起こり，患者さんとの話の妨げにもなります．しかし，感情の明確化は，何も患者さんのためだけに使うのではありません．私たち自身が使ってもよいのです．患者さんは自分の感情に気づくきっかけを与えてくれました．しかし，私たちの多くはこれに気がつかないか，このチャンスを放棄します．医療従事者には，2つのタイプがあります．感情に流されてしまうタイプと，威厳や自信に満ちた冷徹なタイプです．ところが，多くの場合，後者の医者は実は感情に流されやすく，感情から意図的に逃げていることもあるのです．では，どちらが正しいのでしょう．感情に流されたのは共感ではなくて同情です．感情に逆らうのは，共感以前の問題です．この誤謬(ごびゅう)を避けるのが，心のキャリブレーションです[注18]．

[注18]「虚にして人を受く」心を虚しくして相手を受け止める．自分の心に我があっては，人の教えも戒めも受け入れる余地がなくなる（近思録・易経）

5）いらいら（逃避的・威圧的態度の原因）

　次の予定が入っていたり，待合室に患者さんがたくさん待っているときなど，なかなかゆっくりと患者さんの話を聴いてあげられないこともあります．時間がなかったり，患者さんの話がとりとめもなかったりすると，当然，私たちもいらいらします．患者さんに集中できなくなって，ふと，時計をみてしまうなどの行動は，きちんと話を聴いてもらえていないと，患者さんを不安にさせます．

6）敵意・嫌悪（威圧的・脅迫的態度の原因）

　苦手な相手や，診たくない患者さんなどを排除しようとします．まさに，犬などが見知らぬ相手に吠えるのと同じ行動です．私たち医療従事者も，患者さんと同じように，感情をもった人間です．好きなタイプもあれば嫌いなタイプも存在します．気の合わない相手とは一緒にはいたくありません．

　ですから，わがままな患者さんや，不定愁訴の多い患者さんは，歯科医院としても，キックアウトしたいタイプです．しかし，プロフェッショナルとしては，患者さんを選ぶことができませんので，私たち自身の対応方法を十分に考える必要があります．

7）悪意

　これは，基本的には医療従事者にはないと信じたいです．

　こういった医療面接を妨害する因子の反応は，私たちのトラブルへの反応の仕方としてとらえるとわかりやすいでしょう．あるインプットがありました．患者さんの発したキーワードです．その反応の強い順に書くと，激怒＞怒り＞強がり＞同じパターンにはまる＞思い出す＞逃げる＞閉じこもるなどです．

　不定愁訴を山のように抱えてくる患者さんもいます．さて，共感と受容が大事ですとありますが，これらのすべての問題に対応できるでしょうか．私たちにも家族もいれば，いろいろな問題を抱えています．新人の頃は，こういった問題をすべて抱え込んで，家路につく頃にはへとへとになります．お酒を飲んだり，ゴルフをしたり……でも，それでは，何も解決していないのですね．ま

さに，エスケープしているのです．疲れの起きた原因を，臭いものに蓋をして，知らんぷりを決め込んでいるだけです．ですから，原因は少しも解決していません．トイレが臭いので，消臭剤をまいて，それでおしまいです．掃除をしていません．

　実は，医療面接を妨げる事項は，医療面接をスムーズに行うだけでなく，私たちの心身の状態をいつもクリアにして，客観的で中立な目や耳と心を保持していくための重要な警報なのです．

　まず，私たちは，なぜ医療を志したのか，そして，はじめて臨床に出たときの戸惑いやときめきを思い出してください．私たちの純粋な感覚を鈍らせてしまうのは，医療が日常のものとなってしまった私たちの目や耳や心に溜まった汚れそのものであるからです．

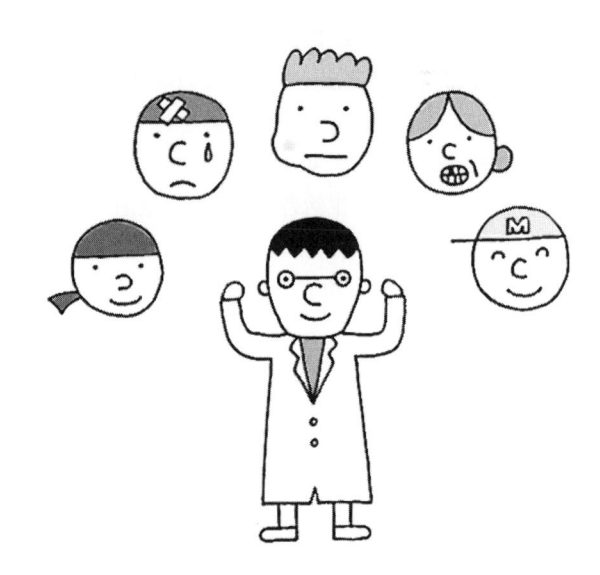

第6章
医療面接の流れ

1　病歴の聴取＝問診とは

　問診については，今さら詳しく述べる必要はないと思います．医療面接で行われる問診も，まさに，これまでの旧来の問診の項目と同じものです．
　ただし，重要なポイントがあります．聴き出す患者情報は同じでも，その訊き方が違うのです．古いタイプの問診は，閉じた質問を中心に，私たちの問いかけに患者さんが答えるという形で進んできました．すると，「訊かなくてはならない」という強迫観念にとらわれやすくなります．
　実際の診療室での話です．5歳の幼稚園児が来院しました．乳歯がぐらついて，痛みもあるし，じゃまになってきたので抜きたいということが主訴でした．当然，問診を行います．母親から子供の既往歴を聴いたのち，担当する歯科医は，家族歴を訊きました．普通の光景です．さて，家族歴のなかで，子供の祖父に高血圧があることがわかりました．担当歯科医は，これは大変と，あわてて子供の血圧を測ろうとしました．いかがでしょうか．100個のハンバーガーを注文したら，「お召し上がりですか？」と訊かれたのと同じですね．
　問診事項は同じですが，それぞれの項目を，私たちは医療面接技法を通して聴き出しているのです．そのベースとして，共感的態度があることはいうまでもありません．とくに，患者背景は，家族問題（嫁・姑・キーパーソン）・生育歴（学歴・職歴）・生活習慣（喫煙・飲酒）・生活行動（宗教観なども含む）なども重要な因子になります．これまでの問診事項にはありませんでしたが，患者・家族の考え方・希望なども重要なポイントです．患者自身の人生観や宗教観なども把握し，受け入れて尊重することは，患者さんのニーズの把握や解釈モデルを知る重要な手がかりになるのです．
　これまでの伝統的な問診事項を，私たちはあらゆるテクニックを使用して，いかに話しやすい雰囲気をつくり出し，いかに，さりげなく訊いていくかというところに，医療面接のテクニックがあるのです．

2 患者を理解するためのテクニック

1) システムレビューROS（Review of systems）

　システムレビュー（系統レビュー）とは，私たちのまわりに氾濫する情報を，効率的に統合し，合理的な意思決定をする方法です[注1]．医療の分野では，診断や治療を行ううえでの，患者さんの全身状態を点検するスクリーニングということになります．

　その方法は，直接，主訴に関連しなくても，系統的に各臓器の症状の有無を訊いたり，一般的な症状に対して系統的に質問をします．症状があるという陽性所見のみならず，症状がないという陰性所見にも，診断への手がかりとなる重要な意味があります．これを閉じた質問で明らかにしていく方法です．

　その利点は，これまでの医療面接の会話のなかで，患者さんの訴えなかった事柄でも，診断や治療に重要なことが隠れていることがありますので，それを訊き出すことで全体像を把握します．

　しかし，いくつか欠点があることも事実です．慣れてくれば，数分で全項目を訊くことが可能ですが，すべての項目についての質問をするには，時間が必要です．また，閉じた質問を連続することになりますので，調査的態度，パターナリスティックになりやすいという問題点がありますので，使い方には注意が必要になります．

　実際には短い診察時間のなかで，すべてを訊くことはなかなかむずかしいと思います．しかし，実際の病院などでは，知らないうちにこの方法を用いてスクリーニングを行っているのです．たとえば，初診時に患者さんに記入してもらう問診票などが，この一つの方法として応用されています．そこには，歯とは直接関係のない糖尿病や高血圧，肝疾患などの全身状態のチェックポイントが含まれています．

[注1] Iain Chalmers・Douglas G.Altman 編：システマティック・レビュー．サイエンティスト社．東京．2000

2）解釈モデル（Explanatory model）

　解釈モデルとは，患者さんが自分の健康上の問題や病気の症状や治療法などについて，自分なりにどのように解釈しているかという，患者自身のもつ病気へのイメージや概念です．

　たとえば「風邪をひいたから注射を打ってくれ」とか「歯槽膿漏だから抜いてくれ」と訴えて来院する患者さんがいます．歯科医院に来院する患者さんのなかにも，まったく医学的知識のない人から，いろいろな知識をもった人（デンタルIQが高い）までさまざまです．しかし，患者さんの知識は歯科医学を専門的に学んだわけではありませんので，いろいろな雑誌やテレビなどの番組や，お友だちからの聞きかじりなどです．ですから，誤った考え方も含まれている可能性があります．

　また，同じ病気でも，患者さんにとって感じ方は千差万別です．棘が刺さっても大騒ぎする人もいれば，大病で入院してもけろっとしている人もいます．同じむし歯でも，重症と考える人から，たかが歯が1本と考える人まで，いろいろな場合があるのです．したがって，人生のなかで，何を最も重要視しているのかということも，重要な手がかりになります．患者自身が自分の問題点をどう感じているのか，病識があるのかなどを把握することで，臨機応変に対応することができるのです．

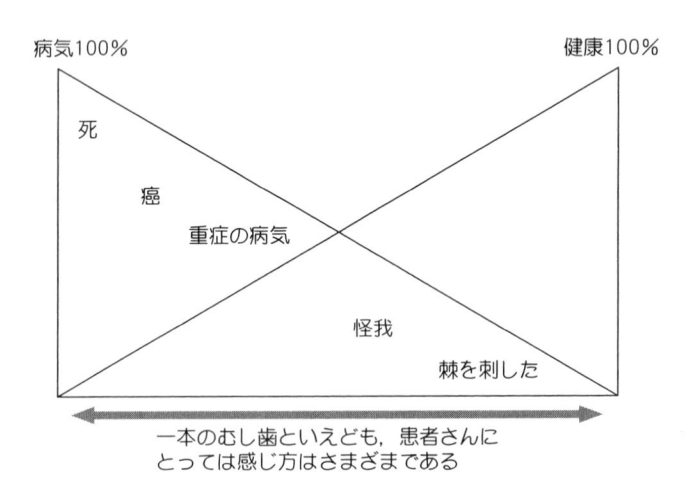

一本のむし歯といえども，患者さんにとっては感じ方はさまざまである

3）家族理解と家族機能の活用

　とくに慢性疾患などの際には，患者背景なども診断や治療を助けていく重要なポイントとなります．

　患者さんの意志決定などが，家族や恋人・友人などの考え方や意向・信条・地域文化や民族文化などに左右されることがあります．患者さんの家族の病気に対する考え方を把握することは，予後因子として重要なポイントになります．病気への理解の仕方や解釈の仕方は，家族の影響などを非常に受けやすいのです．患者さんの家族の病気への理解，治療法などへの考え方なども聞くことで，現状把握に役立てることができます．とくに，その患者さんのキーパーソンが誰であるかや，人間関係も重要になってきます．

　家族を活用する効果は，医療面接技法を使い，心理・社会的背景から問題をわかりやすく再構築することです．とくに，慢性疾患などでは，その病気を起こしている環境要因などの家族問題を，患者自らに対面させて，家族内のコミュニケーションの向上をはかる方法もあります．糖尿病などの慢性疾患では，食事療法など，家族の果たす役割も非常に大きいです．また，癌などの命にかかわる疾患では，キーパーソンとなる家族の心身両面からの支えが非常に重要になってくるからです．

　子供の歯磨きなどでは，母親の仕上げ磨きや間食などの食生活の管理も重要な因子になります．乳幼児のむし歯のリスクの項目には，祖父母まで登場しますね．どうしても，孫は可愛いので，つい母親の目を盗んで，甘い砂糖の入ったお菓子などをあげてしまったりするからです．逆に，むし歯予防に熱心なあまり，お母さんと祖父母の関係がうまくいかなくなってしまう事例もあります．嫌がる子供に，むりやり歯磨きをして，逆に，トラウマで歯磨きが嫌いになることもあります．むし歯予防には，家族と，子供を取り巻く社会全体のサポートが必要になっていくのです．

3 まとめと診察への導入（会話の交通整理）

1）まとめ

　患者さんが来院し「今日は，どうされましたか？」という開かれた質問からはじまり，一連の質問を交えて，ひと通りの問診事項が済みました．

　しかし，患者さんの話した事柄は，時間的整理はなく，医学的な原因や症状の因果関係が無秩序に並んでいます．医学的知識のある医療面接者は，これを頭のなかで整理して，系統的に判断を下すことができますが，患者さんにはできません．したがって，一連の医療面接の最後に，その日の面接で行われた会話を整理する必要があるのです．重要なことは，まとめをするためには，医療面接者がしっかりと患者さんの話を傾聴しなければならないということなのです．

　まとめの目的は，以下のような点です．

① 問診事項の整理
② 患者の話し足りない部分の確認
③ 患者が話すことをためらっていた部分の促しと確認
④ 問診事項の確認と修正
⑤ 患者自身の，自分の病態の理解

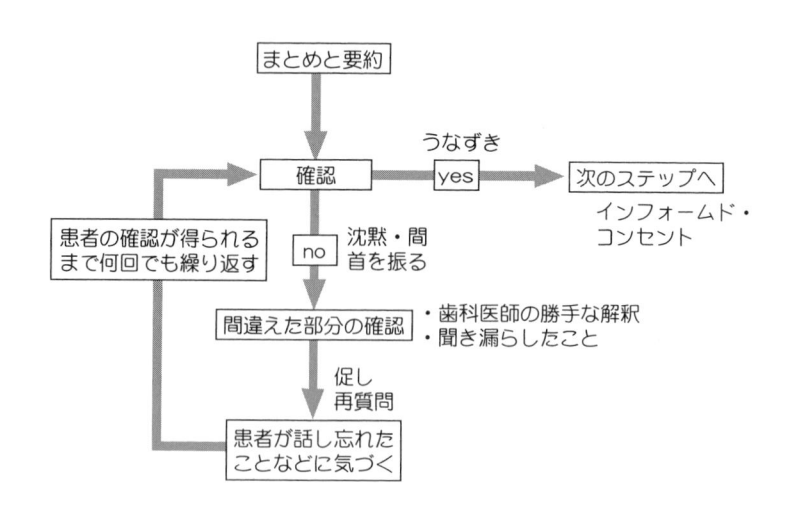

2）まとめの方法

① 促し（Facilitation）

　傾聴のテクニックの促しと同じ方法です．

　患者さんは初対面では警戒心があります．良好なラポールが確立して「この先生には本音をいっても大丈夫そうだ」と判断するまでは，大事なことを話すことをためらっていることが多いのです．ここに大事な本音が隠されている場合があります．もし，ここで話すチャンスを与えなかった場合には，そのまま話すチャンスを失ってしまう可能性があるのです．患者が最後に話し，残していた切り札のなかに，実は診断や治療を行う際の重要なメッセージが隠されている場合もあるのです．

　Dr．「ほかに何かお困りのことや，いい忘れたことはありませんか？」という促しは，患者さんへ救いの手を差し伸べているのです．

　ドアノブコメント[注2]と表現する場合もあります．これは，患者さんが帰り際に，診療室のドアに手をかけて，ちょっとためらって振り向いて，「実は……」と切り出したりする本音です．

　実は，同じような技法は多くの現場で目にすることができます．

　レストランなどで料理を注文すると，ウエイトレスが注文内容を繰り返したのち，こういうと思います．「ご注文は，以上でよろしいでしょうか？[注3]」ここには，注文を間違えないための確認の技法と同時に「ご注文し忘れのものはございませんか？」という促しの意味も込められています．私たちは，ウエイトレスとの受け答えのなかで，無意識にメニューを見ながら，「このデザートを食べるとカロリーオーバーかしら，でも食べたいな」という葛藤を繰り返しているのです．まとめと確認は，決意のあと押しをしているのですね．

[注2] Simonsは door knob comment と呼んでいる．飯島克巳：外来でのコミュニケーション技法．日本医事新報社．東京．1999
[注3] ファーストフード店で耳にする「ポテトはいかがですか？」というのとはちょっと違っている．

② 要約（Recapitulation）
　要約とは，患者さんがこれまで話したことを，医療面接者が手短かに整理して話すことです．目的は，私たちと患者さんの病状についての相互のずれを補正することです．患者さんの話したことを，そのまま相手の話し言葉で返します．ここでのポイントは，医学用語を使わないことです．要約は問診の最後や，患者さんの話の区切りのついたときに適宜行うと効果的です．

③ 確認（Checking）
　確認とは患者さんの訴えを私たちが正しく把握したか，患者さんの反応から確かめることです．傾聴法の確認と同じものですが，医療面接の終了時にもう一度チェックをすることで，患者さんのニーズを正確に把握することに役立ちます．うなずきなど肯定の意思表示のあった場合には，病態の把握が正しかったのです．しかし，首を振る・沈黙・間があるなどの場合は，病状の把握が間違っている可能性があります．

④ 修正・要約・確認の繰り返し
　もし，医療面接者の把握が間違っていた場合には，患者さんの確認が得られるまで，要約を繰り返します．聴き漏らしたことがあった場合には，聴き直してください．聴き直すことで，その患者さん自身も気づかなかった新たな事実が出てくることもあります．その後，医療面接者は修正を加えて要約をします．患者さんのフィードバックを確認して，間違っていれば，確認がとれるまで確実に修正することが重要になります．

⑤ 患者の要望の確認と優先順位の調整
　患者さんは治療に対する希望をもっています．ほかの医療分野と異なり，形成外科や歯科医療領域では，病気の治癒と同時に，失われた審美性の回復という部分も含んでいるからです．患者さんの希望と医療的な限界とはギャップのあることも多く，大事なのは，治療への恐怖や費用面なども含めてやりくりし，患者さんのニーズに最もあった妥協点をみつけることなのです．

4 患者教育と治療への動機づけ

1）患者教育と治療への動機づけとは

Cohen-Cole[注4]は，①病気についての教育，②治療計画についての調整と治療の継続，③動機づけ，というようなステップを示しています．

<Cohen-Coleの動機づけより一部改変>

1）病気についての教育	informed の部分
①問題への患者の認識を明確化	病気の原因等に対して患者が抱いている考えなどを引き出す 「今の病気について，何か心当たりがありますか？」 「今の病気について，どんなお気持ちですか？」
②診断についての基本的説明	可能性のある病名について，簡潔に説明する 「歯槽膿漏のようですね」「親不知のようですね」
③患者の感情への適切な対応	診断に対する患者の気持ちを把握し，対応する 「大変ですが，私にできることでお手伝いしていきます」
④病気への患者の知識を確認	患者の解釈モデルを知る 「この病気について，どうお思いでしょうか？」
⑤診断についての詳細な説明	病気の原因・症状・経過・治療法などを解説する 「歯につく汚れのバイ菌が原因で，歯ぐきが腫れるのですね」
⑥患者の理解を確認	患者に理解できない部分を補足説明する 「今の説明でおわかりになりましたでしょうか？」 「わからない部分がございましたら」
2）治療計画の調整と治療の継続	**concent の部分**
①疾病に対する基礎知識を確認	説明した治療法について，どこまで理解をしたか 「歯磨きの大切さがおわかりになりましたでしょうか？」
②治療の目的と治療計画の説明	ほかの選択肢があればそれも説明をする それぞれの利点・欠点・副作用などの情報を含む
③理解の度合いを確認する	治療法の説明を理解できたか確認する 説明とは違ったイメージを抱いていることもある
④患者の要望と主体性を明確化	患者の選択を訊く 重要なことは，答えを急がせないこと
⑤患者と共同し治療計画を調整	予測される問題点や解決策を含む とくに，慢性疾患などでは，治療も長期にわたる
⑥意志を確認する	治療へ取り組むための意思を確認する 「きちんと通院が可能でしょうか？」
⑦脱落防止のための計画	通院や治療が継続できるか，障害があれば解決策を考える 「通いにくいとしたら，ちょっと考えましょう」
3）動機づけ	**カウンセリングの行動変容へ**
①どの程度計画が実行できるかの確認	
②計画の実行できない問題点の明確化	
③患者の感情面の反応に対処し，患者に協力と支援を約束し，敬意を示す	
④患者の主体性を引き出す	
⑤解決策を相談し調整する	
⑥患者の意志を確認し，経過観察をする	
⑦全過程を通じて感情に配慮する	

[注4] Steven A.・Cohen-Cole：メディカルインタビュー 三つの役割軸モデルによるアプローチ．メディカル・サイエンス・インターナショナル．東京．2000

2）動機づけのためのテクニック

① 行動変容（心理的・行動的分析）

　行動変容とは，患者さんの病気の原因を聞き出し，それに気づき，理解させて，その解決をはかる方法です．患者さんは原因を客観的に分析できることで，解決の糸口をみつけることができます．

　たとえば，食生活の乱れが口腔環境を悪化させ，歯槽膿漏を起こしていたということを理解してもらうことです．原因と結果との因果関係を患者さんが理解することで，食生活や歯磨き習慣を改善しようとします．このとき，私たちは，怒ったり批判したり拒否してはいけません．指導・コンサルテーションではなくて，カウンセリングに近い立場をとります．そして，歯を磨くと血が出なくなるという，患者自身の行動の結果としての満足感が，コンプライアンスの向上につながり，さらに，生活環境を改善しようという動機づけになります．

② 直面化（Confrontation）・感情の明確化

　患者さんのはっきりと気づいていない感情の動きを，うまく気づかせるように指摘したり誘導したりすることです．目的は，気づきです．気づきは，カウンセリングの重要な要素で，患者さんは自らの意識に気づくことで，自分自身に対しての客観的な判断を行うことができ，心理状態は良好な状態へ移行するのです．

　ただし，患者さんの無意識的な動きを明らかにする危険性があります．一方で，無意識に閉じこめているのは，抑圧であり，見たくない感情であり，今はいいたくない，いいにくいことです．感情を表現しない民族性から，感情を無理に引き出そうとすることは，患者さんを殻に閉じこめてしまう逆効果になることがあります．したがって，感情との直面化は使い方によっては，諸刃の剣となりますので，医療面接のトレーニングを積んでから，十分なラポールの構築後に行うほうがよいでしょう．

5 医療面接の終わりに

① 次回の予定の説明

たとえば,「次回は,大きなむし歯を削りますので,麻酔を使うかもしれません」などと予定を説明することで,患者さんの心の準備を促すことになります.

② 最後のフォローアップ

「もし,痛みがありましたら,すぐにご連絡ください」「もしわからないことがありましたら,いつでもご相談ください」などと最後まで支持することは,患者さんに,「自分はこの先生にちゃんと受け入れられている」という安心感を呼び起こします.

③ どこまで真実を話すか

患者さんにとっては,よい知らせと悪い知らせがあります.治療したらよくなるというよい知らせの場合には,患者さんの協力を得やすいでしょう.しかし,治療に際して,麻酔や,保存不可能な歯を抜歯したり,抜髄をしたり切開をしたり,あるいは手術が必要であったり,口腔癌などで死に至る可能性があるなど,悪い知らせであればあるほど,患者さんは聞きたくないのです.患者さんの心理的な動揺も誘発して協力を得ることもむずかしくなります.

これを受け入れるには,患者さんの心の準備を考慮する必要があるのです.どこまで受け入れることができるか,どこまで聞くことができるか,患者さんの聞きたいこととぴったりか,患者さんの聞きたくない内容であるかどうか,恐怖・不安を受容・共感して相手のキャパシティに合わせて対応する必要があります.

④ 面接の全体を通して維持されるべき根本的な姿勢
　・患者の返事を急がない
　・高額な自費診療や入院,手術などは契約書・承諾書を作成する
　・どこまで患者のプライバシーに入り込むかを判断する

6 医療面接の流れ

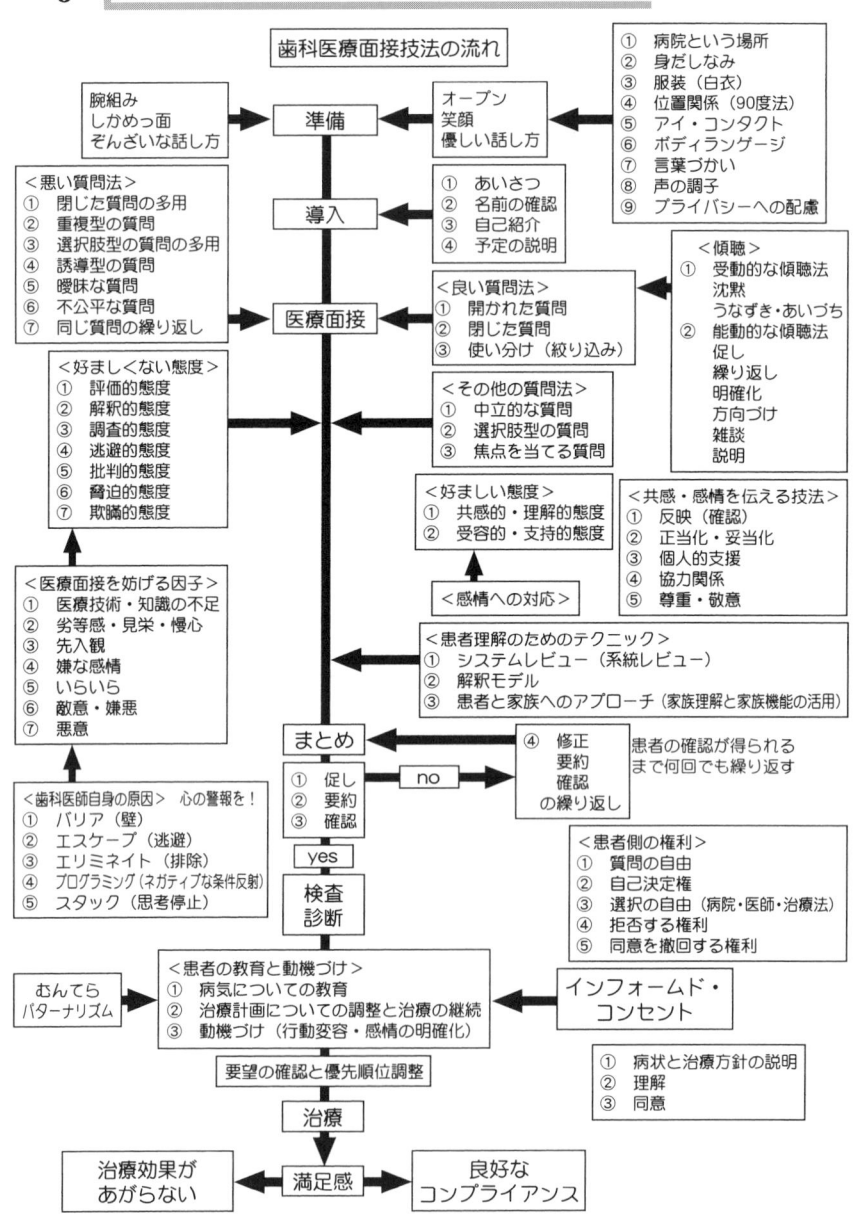

歯科医療面接技法の流れ

準備

（悪い例）
- 腕組み
- しかめっ面
- ぞんざいな話し方

（良い例）
- オープン
- 笑顔
- 優しい話し方

① 病院という場所
② 身だしなみ
③ 服装（白衣）
④ 位置関係（90度法）
⑤ アイ・コンタクト
⑥ ボディランゲージ
⑦ 言葉づかい
⑧ 声の調子
⑨ プライバシーへの配慮

導入

① あいさつ
② 名前の確認
③ 自己紹介
④ 予定の説明

医療面接

<悪い質問法>
① 閉じた質問の多用
② 重複型の質問
③ 選択肢型の質問の多用
④ 誘導型の質問
⑤ 曖昧な質問
⑥ 不公平な質問
⑦ 同じ質問の繰り返し

<良い質問法>
① 開かれた質問
② 閉じた質問
③ 使い分け（絞り込み）

<その他の質問法>
① 中立的な質問
② 選択肢型の質問
③ 焦点を当てる質問

<傾聴>
① 受動的な傾聴法
　沈黙
　うなずき・あいづち
② 能動的な傾聴法
　促し
　繰り返し
　明確化
　方向づけ
　雑談
　説明

<好まし<ない態度>
① 評価的な態度
② 解釈的な態度
③ 調査的な態度
④ 逃避的な態度
⑤ 批判的な態度
⑥ 脅迫的な態度
⑦ 欺瞞的な態度

<好ましい態度>
① 共感的・理解的態度
② 受容的・支持的態度

<共感・感情を伝える技法>
① 反映（確認）
② 正当化・妥当化
③ 個人的支援
④ 協力関係
⑤ 尊重・敬意

<感情への対応>

<医療面接を妨げる因子>
① 医療技術・知識の不足
② 劣等感・見栄・慢心
③ 先入観
④ 嫌な感情
⑤ いらいら
⑥ 敵意・嫌悪
⑦ 悪意

<患者理解のためのテクニック>
① システムレビュー（系統レビュー）
② 解釈モデル
③ 患者と家族へのアプローチ（家族理解と家族機能の活用）

まとめ
① 促し
② 要約
③ 確認
④ 修正
　要約
　確認
　の繰り返し

no → 患者の確認が得られるまで何回でも繰り返す

<歯科医師自身の原因> 心の警報を！
① バリア（壁）
② エスケープ（逃避）
③ エリミネイト（排除）
④ プログラミング（ネガティブな条件反射）
⑤ スタック（思考停止）

yes

検査 診断

<患者の教育と動機づけ>
① 病気についての教育
② 治療計画についての調整と治療の継続
③ 動機づけ（行動変容・感情の明確化）

むんてら
パターナリズム

インフォームド・コンセント
① 病状と治療方針の説明
② 理解
③ 同意

<患者側の権利>
① 質問の自由
② 自己決定権
③ 選択の自由（病院・医師・治療法）
④ 拒否する権利
⑤ 同意を撤回する権利

要望の確認と優先順位調整

治療

治療効果があがらない ← 満足感 → 良好なコンプライアンス

応用編

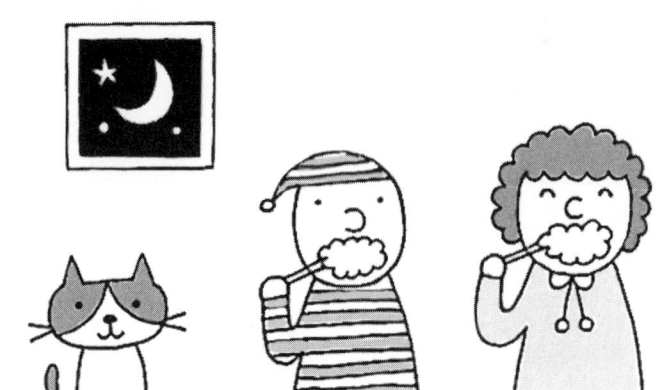

第1章
共　感

1　共感・同情・同感と感情移入

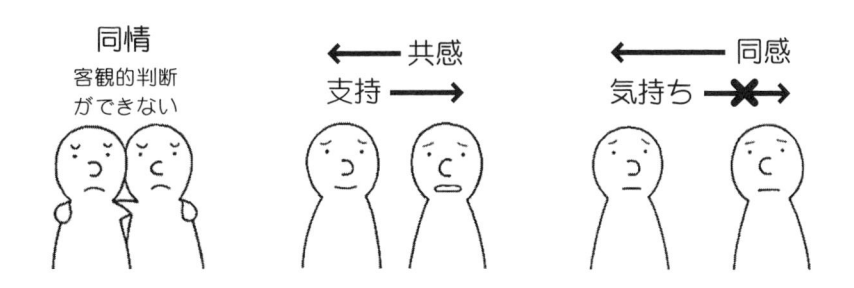

同情　客観的判断ができない

←共感　支持→

←同感　気持ち✗→

　ここで，共感の意味を探るために，類似して使用されるいくつかの言葉を整理する必要があります．

1）感情移入（Empathy）とは？

　感情移入とは，他人の態度・表情・行動などを観察することで，自らのそれに伴う感情を体験し，自分自身に投影することができる状態のことです．相手を一方的に受け入れるだけではなくて，芸術作品などのなかには，そのつくり手の感情が反映されることもあります[注1]．T. リップスによれば，芸術性や道徳性の基礎とされ，転じて，他者の感情・要求・苦痛などへの共感の意味にも用いています[注2]．

[注1] interpretation：心理療法で，患者が真実を洞察するのに助けになるような治療者の判断を伝えること．精神分析法では，患者の自由連想の内容と連想中の振る舞いを観察理解して，その無意識的解釈を患者に告げる．解釈は，患者がそれを受け取り実感をもって自分のものにできるように，よいタイミングで的確に与えるよう心がけ，「……をどう思いますか？」「私には……というように思えますが」などの疑問系で発される．大山正・藤永保・吉田正昭編：心理学小辞典．有斐閣．東京．1999

[注2] 大山正・藤永保・吉田正昭編：心理学小辞典．有斐閣．東京．1999

2）同感（Agree）とは？

　同感とは，感情を感じてはいるが，その感情そのものは自分のなかに受け入れず，感情移入をしていない状態です．「うん，同感同感」という表現は，相手の意見に表面的には同意するけれども，気持ちがこもっていません．

3）同情（Compassion）とは？

　一般的には，共感と同様に感情移入という心理作用によるものと考えられています．もちろん，他者理解の可能性・社会的関係の基礎と考える人もいます．しかし，医療面接での同情という状態は，患者さんの側に感情移入をしすぎたために，相手の感情に流され，客観的判断を行えなくなる状態です．

　急流で，おぼれている人にしがみつかれたら，私たちは自由に泳げません．そのために，カウンセリングの初心者などには，クライアントとの間に一線を画すように指導することが多いようです．もし，医療面接者が患者さんの感情に流されすぎてしまうと，カウンセラーである医療面接者は，クリアで冷静で中立で客観的な判断を下すことができなくなります．

　同情は，他人と同じ感情を共有することですが，感じる感情は悲しみや苦痛などのネガティブなものに限られていることが最大の特徴です．ネガティブな感情を相手と共有し，分かち合う（シェア share する）ことで，その程度を和らげる効果があるのは確かです．しかし，そのために相手の感情に引きずられやすく，冷静な判断力が失われる危険性をはらんでいます．哀れみ（pity）に近い感情です．相手に同情するためには，私たち自身がしっかりとした自分をもっている必要があるのです．

　相手のネガティブな感情を自分のなかで感じるということは，いつも中立な立場を保持して，相手の感情に流されないクリアな状態を保つトレーニングが必要となります．私たちが，患者さんの感情を受け入れるためには，いつも自分自身のネガティブな感情と直面していく勇気をもつ必要があるのです．医療面接の際に起こる種々の問題は，この自分自身の感情と直面する勇気の欠如から発生してくる問題なのです．

　また，もう一つの欠点として，相手の依存心を引き起こしやすく，自立心を育てにくくなります．

4）共感（Sympathy）とは？

共感で感じる感情は，感動を含めて，すべての感情です．

嬉しいとか楽しいというポジティブな感情も，怒りや恐れなどのネガティブな感情も含めて，すべてを受け入れることです．医療面接やカウンセリングの立場でいう共感とは，相手の気持ちは理解しつつ，一方で，医学的判断を中立な状態で客観的に行える適度なバランス感覚を残す状態のことになります．そのために，多くの医療経験とトレーニングが必要になります．

しかし，患者さんの感情を無条件に受け入れてよいわけではありません．前項で述べたように，患者さんの依存心を誘導します．痛くなると，診療時間中でも，時間外でも，ときには真夜中でも，こちらの迷惑など考えなしに，長い電話をかけてくる患者さんに出会った経験は，多くの歯科医師が少なからずもっていると思います．カウンセリングなどで，はじめはクライアントとの間に一線を画すようにいうのはそのためです．もう一方で，相手の側に入り込みすぎることで，自分自身の冷静な判断力を失ってしまう危険性があるからです．ですから，相手の感情に引きずられない，適度の距離感が必要になってきます．

	共 感 sympathy	同 情 compassion	同 感 agree
定 義	相手の見たり感じているものを，あたかも自分がそうであるように，正確に感じ取れて，伝え返せること	相手の感情を感じ取れることであるが，恐れとか怒りとか悲しみなどのネガティブな感情に限られる	相手の気持ちは，一応はわかっているが，感情移入していない状態
感情移入	◎	◎	×
ポジティブな感情	◎	×	○
ネガティブな感情	◎	◎	○
医療面接者の判断力	◎	×	◎
医療面接者の感情	受容・慈愛	可哀想・慈悲	──
医療面接者の立場	心身ともにクリアな状態で，冷静な判断力と客観性を併せもち，診断や治療が行える	患者のネガティブな感情に引きずられて，冷静な判断力が失われてしまう危険性がある	判断力や客観性はあるが，患者の気持ちを十分に理解できず，ニーズを把握しにくい

2 共感・感情の理解を伝える5つの技法 (Cohen-Cole)

<Cohen-Coleの共感・感情を伝える5つの技法[注3]より一部改変>

技 法	話し方
反映 Reflection	患者の感情に気づいたら，それを相手に伝える 「辛いようですね」 「だいぶお困りのようですね」
正当化・妥当化 Legitimation	患者の気持ちの動きを，当たり前のことだと認めてあげる 「こういう状態では，誰でも痛いんですよ」 「歯が痛いと，夜も眠れないですよね」
個人的支援 Personal support	患者の治療への取り組みに手を差し伸べる 「私にできる限りのことをさせてください」 「私にできることがありましたら」
協力関係 Co-operation	患者と一緒に病気と闘うという姿勢を示す 「今後の治療について一緒に考えていきましょう」 歯槽膿漏や口腔癌・矯正治療など長期の治療に効果的
尊重・敬意 Respect	患者と患者の病気への感情や闘う姿に尊敬を払う 「大変でしたが，よくやってこられましたね」 「今日までよく我慢しましたね」

1) 反映（確認）(Reflection)

患者さんから受け取った，辛いという状態や感情を，私たちがそのまま言葉として表現する方法です．患者さんの気持ちを受け取っているという事実確認が重要になります．表現を変えると，傾聴の手法の繰り返しや山彦式応答法です．

「歯が痛くて，夕べは眠れなくて辛かったんです」
Dr.「たいへん辛かったですね」
「歯槽膿漏で歯が抜けてしまって，入れ歯になってしまうのではないかと，もう心配で，心配で……」
Dr.「それは心配ですね」

[注3] Steven A.・Cohen-Cole：メディカルインタビュー　三つの役割軸モデルによるアプローチ．メディカル・サイエンス・インターナショナル．東京．2000

2）正当化・妥当化（Legitimation）

　これは，患者さんの感情面での訴えを否定せず，まず受け入れ，その妥当性を認め，それを相手にわかるように言葉にして表現することです．傾聴のテクニックの受容・支持的な態度です．この利点は，私たちが，患者さんの気持ちや感情を，当然だと受け止めることで，患者さんに自分の気持ちや行動への安心感を与えることができます．患者さんには，病状に対する反応や対処方法に自信がありません．自分の心理状態や行動を受け入れてくれることは，罪悪感を吹き払い，悔恨の情を残さない効果があるのです．ただし，無制限に受け入れてよいわけではありません．

「歯が痛くて，仕事も何も手につかないんです」
Dr.「そういう病気になると，誰でも痛くて辛いんですよ」
「夜も眠れないんです」
Dr.「なぜか，歯の痛みというのは夜中に痛くなるんですね」

＜正当化のためのステップ＞
Step 1：患者の訴えをまず受け入れる
　じっと傾聴することが重要です．この際，批判や評価は避けます．はじめの段階では，患者さんの誤りはそのまま受け入れ，その後，反映などの方法で伝え返します．患者さんにとって，自分のいったことがきちんと伝わったという実感が重要です．
Step 2：部分的に説明を加える
　患者さんの認識の過ちは，話の区切りで要約・確認などの技法で，まとめて解説をします．喉元まで出かかっている批判や評価は，患者さんの確認を得るまで，待ちます．患者さんの理解を助ける必要があれば，補足し，部分的な説明にとどめて下さい．あくまで，客観的な説明で，批判や評価，脅迫をしてはいけません．
Step 3：要約・確認を行い，患者の賛同や納得を得る
　患者さんの確認が得られるまでは，ひたすら修正して，まとめて，要約をして繰り返していきます．

Step 4：患者自身の心理状態や行動を理解する

すべてのステップを通して，患者さんの感情に注意を払います．

3）個人的支援（Personal support）

医療従事者として，個人として，患者さんを援助したいという気持ちを伝えることです．Dr.「私の，できる限りのことをしたいと思います」ということです．支援とは，苦しんでいる患者さんを少しでも楽にしてあげようという働きかけです．安易な慰めの言葉は，共感の欠如として，逆効果です．

4）協力関係（Co-operation）

私たちが患者さんとともに病気と闘うという協力関係を築くことで，患者さんの治療意欲を高めることです．

Dr.「今後の治療について，一緒に考えていきましょう」

とくに，糖尿病や歯周病などの慢性疾患などに効果的です．

5）尊重・敬意（Respect）

患者さん自身，および患者さんの病気に対する感情に尊敬を払っていることを示すことです．

Dr.「大変な状況でしたが，よくやってこられましたね」

Dr.「大きなむし歯になると痛いですね．今日までよく我慢しましたね．」

3　感情の明確化ということ

　共感的態度とは，患者さんの見たり感じたりしているものを，あたかも自分もそうであるかのように，正確に感じ取れて，伝え返せることですが，患者さんが感じているものが何なのかを知る必要があります．

　感情の明確化とは，ロジャーズのクライエント中心療法[注4]のカウンセリングの非指示・感情の明確化・感情移入的理解という3つの公式の一つです．感情移入的理解とは，共感的・理解的態度にほかなりません．非指示とは，評価・解釈・調査・逃避・批判・脅迫・欺瞞的な態度を取らないで，いかに患者さんに自由に話させるかということになります．

　しかし，感情という概念そのものが具体的にとらえどころのないものであり，その解釈にも種々の考え方がありますので，それを明確にしろということは，非常にむずかしいのです．

　私たちが感情を感じていることは確かです．しかし，いつも，その感情の動きに注意を向けているわけではありません．感情は，刻々と変化し，流れ去っていきます．それは，いつも時間の流れのなかで，私たちの目の前に何らかの感情を引き起こす事件が現れては，次々と消えていくからです．

　電車のなかで足を踏まれたことくらいの，些細な事件で起こった些細な感情であれば，ただ流れ去っていきます．しかし，重大な事件で引き起こされた嫌な感情ほど深く私たちの心に残り，増幅されていきます．

　そういった感情は，あまり再体験したくない感情です．ですから，普段は心の深い部分に鍵をかけてしっかりしまい込んでいます．でも，その感情が引き起こされたのと似た事件が発生したとします．すでに，はじめの事件そのものは忘れていても，そのときに感じた嫌な感情だけが増幅されて，私たちの心の表面に浮き上がってきます．これがトラブルのもとになるのです．

　たとえば，子どものころに，犬に吠えられて泣いた記憶があります．大人になって，犬が現れました．吠えられるかもしれないので，犬が嫌いです．その感情が，微妙なボディランゲージとして現れます．それを感じ取って，犬は吠

[注4] 佐治守夫・飯長喜一郎編：ロジャーズ　クライエント中心療法．有斐閣．東京．2001

えるのだといわれています．

　一方，子どものときに犬と楽しく遊んだ記憶があるとします．同じように，大人になって犬が現れました．その人はしゃがみ込んで，犬に手を差し伸べるでしょう．犬も，尻尾を振って手を舐めてくると思います．

　同じことが，歯科の診療の現場でも起こっているのです．

　つまり，問題となっている行動の背後にある感情に気がつくということです．そして，その感情を引き起こした事件にまでたどり着くということです．原因を知ることで，多くの場合は，そのネガティブな感情をいつまでも記憶のなかにとどめておく理由が消失するからです．感情の明確化とは，本来の欲求を明らかにする非常に効果的な方法です[注5,6]．本来，気づいていない感情に自ら気づくことがカウンセリングの極意なのです．

　感情を心のなかに押し込める行動そのものが，やっかいな問題を引き起こしていることも確かですが，私たちは一方で，あまり人前で感情をあらわにすることを嫌います．よく心の琴線に触れるという表現をします．ましてや，初対面の相手に，自分の隠していた嫌な感情を指摘されることは，決してよい気持ちではありません．共感や思いやりの心なくして他人の感情に入り込むことは，逆に，心を踏みにじることになりかねないからです．患者さんの心への無神経な介入は逆効果になることを肝に銘じてください．そのためには，私たちにも患者側にも，十分な心の準備が必要になります．しかし，この心の準備が簡単にできないところに問題があるのです．患者さんの嫌な感情を手放す準備がどこまでできているかを，十分に感じ取るトレーニングを積んでください．

　歯科診療では，患者さんの第一の欲求が痛みへの対応であり，まず，第一の欲求を満たすことが先決です．その背後に潜む，歯科治療への恐怖感や怒りなどへの感情的配慮を，まず行ってください．感情に深入りするためには，数回の診療を経て，十分な信頼関係と心の準備が必要です．カウンセリングで行われるような，その感情から患者さんの行動変容を促すような方法は，初診時からは避けたほうが好ましいでしょう．

[注5] 宗像恒次監著：歯科衛生士のためのヘルスカウンセリング．クインテッセンス出版．東京．1997

[注6] 宗像恒次：ヘルスカウンセリング事典．日総研出版．東京．1999

4 共感のトレーニング

共感とは，私たちの人生そのものであるということを述べてきました．

これは，医療面接を妨げる事項とも関連します．なぜ，共感できないのかという点に，私たちが共感のトレーニングをしなければならない重要な意味が隠されています．

それでは，共感するためにはどうしたらよいのでしょうか．

私たちが感動する場面に出会ったり，映画を観たり本を読んだりしたときに，じーんとした経験があると思います．重要なことは，共感するためには，同じような心の動きを私たちが感じたことがあるかどうかという，人生経験そのものが必要だということです．感じたことのない気持ちや感情を，感じろと求めることは困難だからです．

私たちが感動して，じーんと打ち震えた経験を思い出してみましょう．この，じーんとしている状態が，共感のサインであるとする考え方が多いようです．神田橋は「共感とは，自分の内側に生じてくるじーんとした感じである．その感じが自分のなかに生じてきやすいように，聴き方を工夫することが大切である」と述べています[注7,8]．

しかし，診療の現場ではじめからこの技法が使用できるわけではありません．じーんというサインは，一種の感情移入であり，共感であると同時に，同情へ移行する危険性をもっているからです．

共感のトレーニングの一つの方法として，I messageという手法は，「私」を主語にして自分の気持ちなどを語る方法として紹介されています．医療面接者が「私は，こう思います」と伝えることは，責任の所在と，医師と患者の関係が二人称の関係にあることをはっきりさせる利点があります．箕輪らは[注9]このスキルが，共感や反映という言葉にぴんとこない気恥ずかしいときに，入門法として適していると述べています．

[注7] 斎藤清二：はじめての医療面接　コミュニケーション技法とその学び方．医学書院．東京．2000

[注8] 神田橋條治：精神療法面接のコツ．岩崎学術出版社．1984

[注9] 箕輪良行・佐藤純一：医療現場のコミュニケーション．医学書院．東京．1999

日本人と外国人との交渉ごとを思い出してみるとおもしろいと思います．欧米人は「私はこう思います」と一人称で話します．しかし，日本人は「私たちはこう思います」と複数形で話したり，「あとで上司と相談してお答えします」と明言を避けます．感情をあらわにするということがあまり好意的にみられない民族性が，とくに日本人の共感をむずかしくしているのです．

　ですから，「私はうれしい」とか「私は悲しい」と自分を主語として話すトレーニングをすることが，共感のための第1ステップです注10．

　第2のステップとして，患者さんの気持ちや感情を，患者さんの言葉や表情や仕草などのボディランゲージのなかから，観察して読み取る練習をしてみてください．そして感じて，それを言葉で返してください．「辛かったんですね」「大変でしたね」などの簡単な言葉でよいのです．できれば，なるべく患者さんのいった言葉をそのまま使ってください（繰り返しの技法）．

　しかし，普段，他人の感情や気持ちに気を配っていない私たちが，いきなり患者さんの前に出たからといって，すぐにこれができるわけではありません．ぎこちなさや，過剰な共感の言動や仕草などは，患者さんに緊張感を感じさせたり，馬鹿にされたような，まったく逆の効果を表してしまうこともあるのです．普段の生活で，人との出会いや，本や映画など，素直にいろいろな感情を感じていなければ，突然，患者さんの前に出たときに，患者さんの気持ちや感情に共感することはできないのだということを，よく肝に銘じておいてください．

　共感のための言葉には，以下のようなものがあります．
「今，一番気がかり（心配・不安・お困り）なことは何ですか？」
「どんなご要望がありますか？」
　まさに，How do you feel？という，これまでの古いタイプの問診では耳にしたことのない問いかけであることに，お気づきでしょうか．

注10 最近，「私的には……」という話し方をよく耳にする．これは，まったく違う意味．このいい方は，一般的にはこうなんだけれども，あくまでも「私の考えとしては，こうなんです」という意味で，「一般常識やあなたの考えとは違っているかもしれません」という，予防線をあらかじめ張っている，一種の逃避である．

第2章
感情とは何か？

1　感情を紐解く

1）感情とは何か

　患者さんの感情に配慮するとありますが，その感情とは何でしょうか．
　感情は，主観的なものです．感情は，私たちの心のなかで起こります．自分の感情もとらえられないのに，ほかの人の感情を知ることは，さらに困難です．一方で，医療面接の教科書の多くには患者さんの感情や気持ちを受容し，共感しなさいと書かれています．しかし，歯科医療の現場では，中立な立場で客観的に冷静に患者さんの診断をしなくてはならないと，何度も述べてきました．
　ここで，矛盾する提案をしているのですね．もともと，よくわからないものを，どう感じろというのでしょうか．
　実は，心理学では，私たちが日常感じている，恐れや怒りや喜びなどのおのおのの感情についての定義も説明も，どこにも書かれていないのです．
　感情は一般的にはfeelingですが，ほかにもいくつかの表現方法があります．
　同じ恐怖でも，人によってさまざまなものがあります．生活歴や民族性の違いもありますので，自分が恐怖を感じる対象を，必ずしもほかの人が同じように感じるとは限りません．高い山登りをする人に，高所恐怖症の人を理解できませんし，ダイビングが好きな人が，泳げない人を理解することもむずかしいでしょう．
　感情研究のむずかしさは，複雑で曖昧で，操作や再現性に乏しく，主観的で

[注1] 濱治世・鈴木直人ら：感情心理学への招待　感情・情緒へのアプローチ．サイエンス社．東京．2001
[注2] 一般的には嘘発見器として知られている．血圧・呼吸波・皮膚電気反射・脈波・心電図・脳波など，生理的な変化に結びつけて記録する装置．
[注3] 高田明和：感情の生理学　"こころ"をつくる仕組み．日経サイエンス社．東京．1996

第 2 章 感情とは何か？

感　情	feeling	喜怒哀楽のように，特定の感覚や主観的な感情を表現する一般的用語として使用される
情　動	emotion	情緒ともいう．語源は外へ動くを意味し，感情が強められ，あらわになったもの．強められた感情で，動機づけなどにもなる
気分・気持ち	mood	直接の原因は不明であるが，比較的弱く持続的な情動的な状態．機嫌ともいう．古代英語では「心」を意味する
情　操	sentiment	思考と感情が混ざり合い，洗練された優しい感情．芸術・宗教などの文化的価値をもつものから生じた統合されたもの
情　熱	passion	強い emotion で，しばしば心の判断力を支配するようなもの．語源は，キリストの十字架上での苦しみ

大山正・藤永保ら：心理学小辞典．有斐閣．東京．1999・広辞苑　第 4 版．岩波書店．1991
重野純：キーワードコレクション　心理学．新曜社．東京．1997・ランダムハウス英語辞典　1999年版
濱治世・鈴木直人ら：感情心理学への招待　感情・情緒へのアプローチ．サイエンス社．東京．2001

客観性がないところです[注1]．したがって，心理学分野では，外界に表出された情動や表情，ポリグラフ[注2]などで生理学的な変化[注3]に結びつけたり，心理テストなどの統計処理という客観的方法でとらえるしか手段がなかったのです．

　私たちは，朝起きてから夜寝るまでの間に，ほとんどすべての事柄や体験に対して，何らかの感情を感じています．もちろん，この感情は怒りであるとか，喜びであるとかをそれぞれ認識しながら行動しているわけではありません．ただ漠然と，自分にとって好きか嫌いか，気持ちがよいか悪いか，合うか合わないか程度の判断に従って行動をしているのです．食べ物や洋服や調度品の好みも，はっきり認識していなくても，気分や雰囲気などという漠然とした何かに，無意識に支配されています．

　しかし，これでは，なかなか感情に対する明確な答えを得ることはできません．感情はまるでつかみどころがありません．浜辺に打ち寄せる波を砂にピンで留めるような，流れる雲をつかもうとするようなものです．感情の問題点は，波のように雲のように，刻々とうつろい変化し，同時に，大きなエネルギーももっていることです．

　しかし，矛盾していても，目の前にいる患者さんは感情を感じています．客観的に診断と治療も行わなくてはなりません．医療面接の現場で，この微妙なバランスを保つことが，いかにむずかしいかということは十分に述べてきました．

　そのためには，感情を理解することが重要になるのです．

2）歯科の恐怖

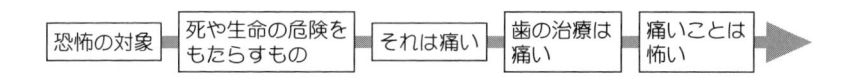

恐怖の対象 → 死や生命の危険をもたらすもの → それは痛い → 歯の治療は痛い → 痛いことは怖い

　人は感情をもった生き物です．しかも，とくに恐れや怒りなどのマイナスの感情には弱い生き物です．感情を表に出すことを抑圧し罪悪感を感じる日本人ですが，やはり私たちも感情的な生き物です．でも，なかなか口に出しません．そのために感情がうちに籠もってしまうことが，いろいろな問題を引き起こすのです．

　歯の治療は痛みを伴います．痛みは恐怖の対象です．したがって，歯科治療の最中に患者さんに痛みという恐怖を起こすかもしれないという不安に，私たちはどう対応していくかが重要になります．

　子供のとき，怖い歯医者さんが多かったですね．むし歯は痛いという事実と，怖い歯医者さんの顔，でも，歯医者さんへ行かないと痛いし，お母さんや学校の先生にも叱られるといういくつもの事柄が組み合わさります．その間の心理的な思考過程はここでは除外されてしまいます．やがて，歯医者→痛い→怖いが何度も繰り返されていくうちに，その間のことは記憶の深い部分に忘れて，マイナスの条件反射ができあがるのです．だから皆，歯医者さんは嫌いです．

　ですから，歯医者さんは恐い嫌いというのは当たり前の感情です．歯科治療の恐怖を取り除くことができれば，一般の歯科治療だけではなく，歯磨き指導なども，ずいぶんやりやすくなります．

　では，その恐怖の感情を取り除くには，どうしたらよいのでしょうか．

　事件は医療の現場で起こっています．現実に，目の前にいろいろな悩みをもって来院した患者さんたちは，それぞれ皆，個性のある感情をもっています．しかし，どのようにその感情に対応したらよいのかという点は，どこにも記載されていないのです．カウンセリングの教科書には「感情の明確化」と書かれています．しかし，はじめから客観的にとらえることのできない感情を，いかに明確化して，いかに対応するのでしょうか．感情に対応するためには，感情についてもう少し知らなくてはなりません．

3）感情を紐解く

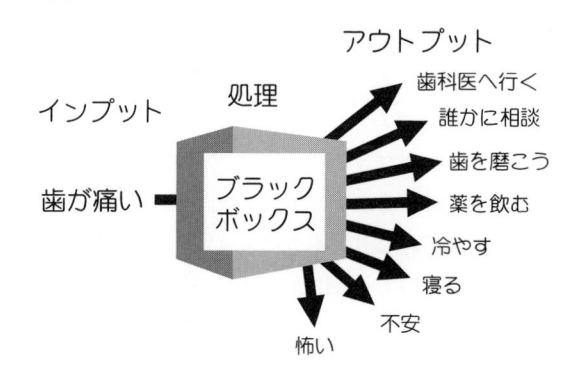

```
インプット    処理         アウトプット
                           歯科医へ行く
                           誰かに相談
           ┌─────┐        歯を磨こう
歯が痛い ──→│ブラック│──→  薬を飲む
           │ボックス│       冷やす
           └─────┘        寝る
              ↓   ↓
             怖い  不安
```

　感情とは何か，そして，なぜ感情が私たちの行動に影響を与えているのか，ということが，最大の問題になるのです．

　私たちの心は，ブラックボックスのようなものです．

　ある事件が起こるとします．しかし，事件は中立です．その事件が私たちにインプットされると，ブラックボックスのなかで何らかの処理が行われて，その事件に対する反応がアウトプットされます．そして，そのアウトプットは何らかの意味をもつことになります．

　歯が痛いというインプットに対して，歯科医院へ行くというアウトプットから，我慢する，薬を飲む，お金がないので行かないなど，いろいろなアウトプットが行われます．しかし，問題となるのは，この個人の心のブラックボックスは，ほかの人が無神経に開けて見るわけにはいかないのです．しかも，すべての人の心のブラックボックスの構造は，それぞれ違っているのです．

　中身をもう少し詳しく見てみましょう．

　ブラックボックスの中身は，プリズムのような構造になっています．

　身体と理性と心があります．

　身体とは，まさに呼吸をし，拍動している私たちの生きている身体です．痛みを感じたり，さまざまな生理反応が起こります．理性というのは，意識といい換えてもよいと思います．私たちが生まれてから，経験や教育などによって培われたものです．一般常識的な概念から，地域や社会や地位など，その場や

職業などによる制約も含まれてきます．場合によっては，同じ人間でも置かれた環境によって反応は変化します．ユング心理学では，ペルソナと呼ばれる部分でしょうか．心は，私たちの本能的なものです．

その3つの因子が，まるで光を屈折させるプリズムのように，その事件に対する反応を屈折させます．

事件は中立です．しかし，ブラックボックスのなかを通り抜けることで，葛藤が起こり，その事件に対する反応に意味がもたされることになります．

あるむし歯という事件が起こりました．むし歯は痛みも感じませんし，怖いともいいません．むし歯そのものが知覚をもっているわけでも，感情をもっているわけでもないからです．むし歯はむし歯なのです．むし歯以上でもなければ，それ以下でもありません．むし歯をもっている私たちの生理反応で，歯の神経が痛みを脳に伝えて，痛いという認識が起こります．

問題は，それを認識している理性であり，心なのです．

ここに，一つの中立な事件が意味をもってしまう理由があります．

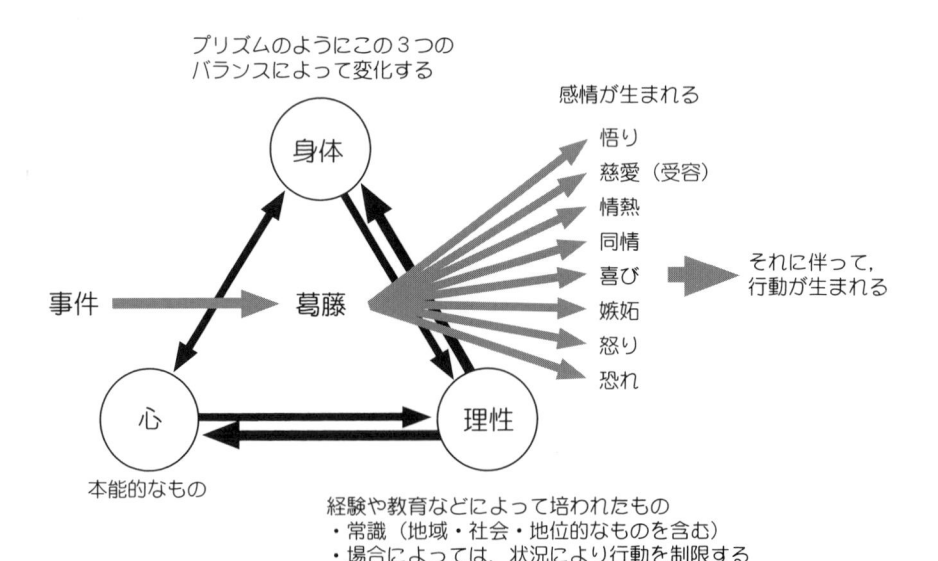

プリズムのようにこの3つのバランスによって変化する

感情が生まれる
- 悟り
- 慈愛（受容）
- 情熱
- 同情
- 喜び
- 嫉妬
- 怒り
- 恐れ

それに伴って，行動が生まれる

事件 → 葛藤

身体
心 — 理性

心：本能的なもの

理性：経験や教育などによって培われたもの
・常識（地域・社会・地位的なものを含む）
・場合によっては，状況により行動を制限する

4）感情の分類

　やはりこれでも，あまりに漠然としすぎていて，感情をとらえることはできませんので，個々の感情について分類し，理解してみましょう．

　今，私たちの目の前にある感情は，具体的で，直感的で，うつろいやすく，傷つきやすいのです．そして，私たちは，長い人生のなかで知らないうちに，無限の条件づけを繰り返してきたのです．気がついたときには，自分の意志ではなくて，この条件づけによって知らないうちに私たちの行動そのものが決まってしまっているのかも知れません．

　心理学的な統計処理などによって，感情を分類する試みはこれまでもいくつかなされてきました．しかし，臨床の現場で使える感情の解析はなかなかありません．そこで，感情を簡単に分けてみたいと思います．ネガティブな感情とポジティブな感情です．

　ネガティブな感情には，恐れや怒りや嫉妬があります．

　ポジティブな感情には，同情や情熱や受容・慈愛や悟りがあります．

　そして，心の水平線に喜びという特殊な感情があります．

　感情の分類をいくらでも複雑化することはできますが，もっと簡単で単純でわかりやすく，以下の8つの感情に分類してみたいと思います．

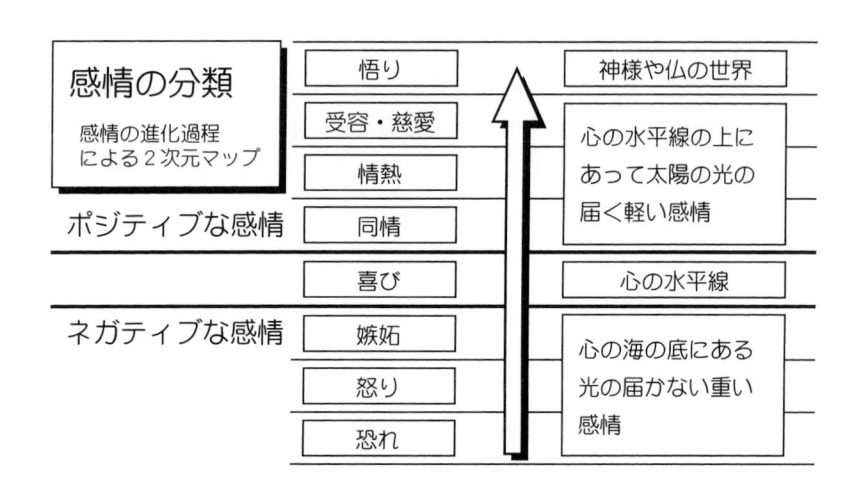

感情の分類　感情の進化過程による2次元マップ		
	悟り	神様や仏の世界
	受容・慈愛	心の水平線の上にあって太陽の光の届く軽い感情
	情熱	
ポジティブな感情	同情	
	喜び	心の水平線
ネガティブな感情	嫉妬	心の海の底にある光の届かない重い感情
	怒り	
	恐れ	

2 恐れ（Fear）

1）恐れとは

　恐れは，私たち生命体の最も基本的で原始的な感情です．

　赤ちゃんは泣きます．なぜ泣くのでしょうか．自分を庇護するお母さんの姿が見えなくなった，お腹が空いたなど，生命に直接危険をもたらすものに対して恐れを感じることが多いようです．

　まだ人類が穴蔵に暮らしていた頃，私たちのまわりには多くの危険が潜んでいました．草原には肉食動物が徘徊し，石斧や矢という原始的な武器しか持たない人類にとっては，彼らと出会うことは生命の危険に直接かかわるものでした．明かりのない原始時代では，夜の闇は，危険に満ちたものだったのです．暗闇は未知であり，そこには落ちたら生命にかかわる危険な崖があるかもしれないし，私たち自身が餌になりかねない危険な肉食動物がいるかもしれません．したがって，当時の恐れは，生命に直接的な危険をもたらすものに対してでした．

　それでは，現在，私たちの恐怖の対象は何なのでしょうか．現代人は，もちろん，戦争や天変地異など，生命の危険に直接さらされるような現場もありますが，直接生命の危険に結びつくものは減ってきました．それでも，死をもたらす癌やAIDSなどの病気であるとか，会社の倒産やリストラのように，生活の糧の喪失という危険にさらされることもあります．

　高所恐怖症などは現実にある状況ですが，一方には，お化けであるとか幽霊であるとか，現実にはない空想の産物に恐怖を感じることもあるのです．ときには，嫌なことが起こったら困るという予期不安から恐怖を感じることもままあります．

　歯の治療は，痛みを伴います．痛みは，生命の危険のサインです．ですから，恐れを誘発するのです．

　恐れは，危険に際して，私たちの生命そのものを守る役割をしている非常に重要な感情なのです．つまり，恐れとは，「自分に対して否定的な状況を特定する能力」です．

2）恐れのグレード

問題は，恐れの感じ方は固定化されたものではなくて，主観的で，個人差が非常に大きいということなのです．また，その恐怖にも，生命の危険からはじまって，非常に些細なことに至るまで，種々のグレードがあるのです．

とくに，生命の危険にさらされることの少ない私たち現代人は，生命の危険という重大なトラブルに至らなくても，いろいろな程度のトラブルに対して，危険性と恐怖を感じ，これが多くの場合ストレスの引き金になっているのです．Holmus T.は，私たちの周囲に起こる種々のストレスを数値で表現しました[注4]．必ずしも現代の日本人にはぴったりこないかもしれませんが，たとえば，配偶者の死を100とすると，離婚73・家族の死63・怪我や病気53・結婚50・職を失うこと47・借金30・仕事上の責任変化29・生活条件の変化25・個人的習慣の変更24・職場の上役とのトラブル23・労働条件の変化20・住居の変化20などとしています．

			恐怖の時間		
			過去	現在	予測
恐れのグレード	panic	パニック．きちがいじみた根拠のない恐怖で，急速に広まって人々に盲目的な行動をとらせる．パニック映画など		◎	
	horror	ホラー．嫌悪や不快の感じを伴った身の毛のよだつようなぞっとする恐怖．ホラー映画など		◎	
	terror	テラー．非常に強いぞっとする体が竦むような恐怖．テロリズムなどの語源		◎	
	threat	脅迫的・脅威などに対する恐れ		◎	
	fear	恐れを示す一般的な言葉		◎	
	fright	ぎょっとするような突然の激しい恐怖で，比較的短時間		◎	
	alarm	予期しなかった突然の危険に気づいたときの恐怖．時計のアラームなど		◎	
	awe	神などに対する畏敬の念．畏れ			
	superstistion	未知なるものや神秘的なものに対する恐れの感情			
不 安	dread	死のような危険や不愉快なことを予期するときの極度の心配や憂鬱			◎
心 配	apprehension	これから起こる逆境や災いに対する不安・懸念・心配・危惧や恐れ			◎
気がかり	dismay	困難や危険を予期したり，突然の危険に驚いたり意気消沈したり，勇気を失うこと．うろたえる，怖けるという感じ			◎
焦 り	impatience	せいて気をもむ，いらだつこと．恐れ自体はない			◎
嫌 悪	abhorrence	恐れる対象を嫌うこと．恐れはないこともあり，遠ざけることで恐れを感じたくない	◎		
憎 悪	hatred	嫌悪に憎しみが加わる	◎		
不 快	displeasure (discomfort)	恐れは感じているが，そうなることで心地よくない	◎	◎	
驚 き	surprise	びっくりすること．対象により恐れを感じたり，感じないこともある		◎	

[注4] 重野純：キーワードコレクション　心理学．新曜社．東京．1997

3）恐れへの対処の仕方

　恐れに対する反応の仕方には2つあります．
　それは，恐れをもたらすものから逃げることと，恐れに立ち向かうことです．
　私たちが何らかの危険にさらされたとき，生命を守る最も確実な方法は，その危険を発生させるものから一刻も早く遠ざかることです．原始の時代，凶暴な肉食獣に出会ったら，私たちは脱兎のごとく逃げたでしょう．突然の物音に驚くとか，ボールが飛んでくるととっさに避けるという反応は，明らかに危険回避行動です．見知らぬ人が近づくと犬が吠えるのも，手を差し伸べても猫がさっと逃げ出してしまうのも，同じです．動物たちが，はじめてみる人間を避けるのは，未知なるものへの警戒であり，恐れなのです．
　ですから，一般の人は非日常で未知な歯医者さんには足が遠のくのですね．
　一方で医療面接者にとっても，都合の悪い状況を避ける最良の方法の一つが逃避であったと思います．私たちが，自分で扱えない疾患に出くわしたとき，本能的に引いてしまうのは，ある意味で仕方のないことなのです．
　おもしろいことに，恐れは「幽霊の正体見たり枯れ尾花」というように，未知なものが既知なものになれば解消します．慣れることによって，犬は尻尾を振って私たちの手を舐めますし，猫は膝の上で喉を鳴らします．
　医療の現場でも，誰でもはじめからむずかしい疾患を診断できたり，むずかしい手術をこなせるわけではありません．知識や診断・治療技術を身につけていく過程で医療経験を積み，恐怖は徐々に減少していくのです．
　もう一つの方法である恐れに立ち向かうとは，別の表現をすれば，感情の明確化あるいは直面化という表現で，臨床心理やカウンセリングのなかで使用されています．立ち向かうということが，恐れの本質を見抜き，恐れに慣れるということにつながります．幽霊の映った障子を開けることです．それは，勇気そして，情熱へと変化していきます．
　恐れは，ネガティブな感情としてとらえられがちですが，実は，そのすべてがネガティブな感情ではないのです．恐れは，私たちの心身への危険に対して注意を促す警報なのです．問題は，その対処の仕方ということなのです．

4）恐れと関連する感情

① 不安

恐れなど，自分にとってよくないことを予期するときに起こる感情です．

② 心配

心配は，心を配って世話をすること，心づかい，配慮という意味です．不安よりは，やや弱い気持ちです．

③ 気がかり

懸念です．気がかりでは，心に引っかかっている特定のものがあるようなニュアンスですね．もしも，よいことが心に引っかかっている場合には，気がかりとはいいません．やはり，心に引っかかるのはネガティブなことです．

④ 焦り

恐れや不安や心配に対して起こってくる反応です．もし，その物事がうまくいかなかったら，恐れや不安や心配が生じるかもしれないという対象物の存在があります．あるいは，人生の目標がみえないときのように漠然とした対象があります．その嫌な予感に対してのネガティブな反応として，焦るというのは，せいて気をもんだり，いらだって，じりじりするのです．焦りは，ネガティブな状況に陥らないようにするための，緊急避難的な反応なのです．

⑤ 嫌悪

恐れや不安や心配に対して起きてくる感情で，非常に強いものがあります．その一つは嫌悪という感情です．嫌悪は憎み嫌うこと，不愉快に思うことです．その対象物が不明確な場合もある怒りに比べて，非常に明確な対象物をもっています．

⑥ 憎悪

憎悪は，嫌悪よりもさらに強い念をもちます．憎しみの念が含まれ，どろどろとしたエネルギーをもちます．

⑦ 不快

心地よくない状態です．

⑧ 驚き

びっくりすることです．対象によっては恐れに移行します．

3 怒り（Anger）

1）怒りとは

　赤ちゃんも，思いどおりにならないとむくれます．原始の時代，がんばっても，どうしても獲物が捕れないとか，せっかく捕った獲物をほかの肉食動物に横取りされたりすれば，怒りを感じます．

　怒りとは，何かがうまくいかないときに起こる感情です．

　しかし，怒りは恐れよりもやや複雑な感情です．私たちの最も根元的な感情である恐れは，恐れの対象物に対して，逃げたり，立ちすくんだりという消極的で受動的な感情でした．多くの場合には，恐れを感じるとエネルギーを奪い取られ，萎えてしまいます．怒りも同様にネガティブな感情に分類されていますが，エネルギーの使い方が違います．怒りのエネルギーは何かに向かって発散されるのです．ですから，怒りは，恐れに比べてより積極的な感情といえるでしょう．

　怒りの対象には，具体的・抽象的な対象物がある場合もありますし，ない場合もあります．また，恐れは主観的な感情でしたが，怒りは主観的な部分と相対的な部分を合わせもった不可思議な感情なのです．

　さて，それでは，怒りとはいったい何なのでしょうか．

　怒りとは自分自身のエネルギーが，何かに妨げられて思った方向に流れていかないときに発生する感情です．そして非常に強力なエネルギーをもっています．エネルギーの方向性が妨げられたことが引き金ですので，怒りには，その障害となる原因が存在します．そして，怒りの矛先となる対象物が存在します．そのエネルギーの方向性によって，さまざまに変化していくのです．

　つまり，怒りとは，「自分自身が否定的な状況にいるということを認識できる能力」にほかなりません．

　問題はその状況に自分で気がつき，対処できるかということです．気がつくことで，エネルギーの方向性をコントロールすることもできれば，逆に気がつかないために翻弄されてしまうこともあるのです．

2）怒りのエネルギー

怒りの発生するような否定的な状況には，3つのパターンがあります．

① 自分のエネルギーが何かの障害物にぶち当たった

　壁にぶつかるという表現がよく使われています．行き場を失ったエネルギーは怒りに変わります．エネルギーが少なければ，跳ね返され，消耗し，思考力と行動力を奪い取られます．エネルギーが同等であれば別の方向にそれます．エネルギーが十分であれば，乗り越え，突き抜け，破壊することができます．

② 自分のエネルギーが自由に発散することを抑圧された

　これは，自由を束縛された状態です．人は自由ですが，アイデンティティを否定・束縛・抑圧されると怒りを感じます．エネルギーが足りないとストレスになり，それが繰り返されるとエネルギーを出すこと自体が嫌になり，引きこもりなどとして現れます．溜まったエネルギーが，心や体のなかを駆けめぐり，吹き出し口を求めて身体症状を引き起こすこともあります．エネルギーが枯渇して，何もできなくなった状況を鬱状態といいます．一方で，スポーツのように溜まったエネルギーを昇華し，打ち破る力になることもあるのです．

③ 無視された

　人は自由です．しかし，人目は気になります．流行の化粧や洋服やブランド品を集める行動は，心のなかで「私を見て」といっています．でも，誰も見てくれません，聞いてくれません．なぜなら，ほかの人もそれぞれの自由のなかで生きているからです．私たちは，他人の心をむりやり自分に向けることはできません．でも，振り向いてくれないとき，私たちから出されたエネルギーは怒りに変わります．やがて，エネルギーが枯渇してくると，寂しさになったり，孤独感[注5]になったり，逆に自分だけの世界に閉じこもることを選択するのです．

[注5] ここでの寂しさや孤独感は lonly や alone である．solitude はむしろ孤独を好むというような意味．

3）怒りの原因と対象

			自分自身に怒りを向ける	自分以外に怒りを向ける
自分自身が原因			自己嫌悪・葛藤・苦痛・我慢・臥薪嘗胆・倦怠感	八つ当たり
自分以外の原因	相手を特定	相手が強い	恐れ・ストレス・失望・絶望	嫉妬・憎しみ・憎悪
		同　等	勇気・情熱・興奮・希望	喧嘩・ライバル意識
		相手が弱い	同情・慈悲	いじめ
	相手を特定できない		諦め・絶望・苦悩・無気力・焦燥感・幻滅・意気消沈	……

　怒りの障害となる原因と，その矛先となる対象物について考えてみましょう．怒りの原因には2種類あります．同様に怒りの対象にも2種類があります．ですから，4つのパターンが生まれてきます．
① 障害となる原因が自分自身で，自分自身に怒りを向ける
② 障害となる原因が自分自身で，他者に対して怒りを向ける
③ 障害となる原因が自分以外で，自分自身に怒りを向ける
④ 障害となる原因が自分以外で，他者に対して怒りを向ける

4）怒りの方向性

　怒りは障害物が明確なら対処の仕方もありますが，不明確のほうが多いのです．また，怒りを感じた瞬間は明確だったのに，やがて時間の経過とともに潜在意識の一番深いところに沈み込みます．そして，実際にはいくつもの原因が絡み合って，私たちの心はできあがります．
　怒りはエネルギーの発散を伴います．対象が明確なら，怒りのエネルギーはその対象物に向かって直接発散されます．エネルギーは発散されたことによって，結果はどうあれ一応の解決をみます．問題は怒りを発散できないときです．エントロピーの法則のように，集中されたエネルギーは分散します．溜め込まれたエネルギーはどこかにいかなくてはなりません．エンジンでつくられた爆発は，圧力となってはけ口を求め，シリンダーを押し回転力を生み出して重い

車を前に進めます．感情のエネルギーも同じですが，怒りははるかに扱いにくいエネルギーです．しかも，スムーズに流れることは滅多にありません．どこへいくのでしょうか．

　怒りのエネルギーは，仮に色をつけたら，真っ黒な雲のなかで，真っ赤な稲妻が走っているようなイメージですね．エネルギーの正常な流れが何かによって妨げられ，思いどおりにならなかったときに生まれた葛藤です．葛藤のエネルギーは非常な力をもっています．そのエネルギーを自分の才能が発揮できる仕事に導入すると素晴らしい情熱になります．問題は，エネルギーが枯渇して萎縮してきたときです．それは，落胆・諦め・焦燥感に変化します．怒りの対象が人であったとします．もしも，相手が自分よりも非常に強い場合には，あなたの怒りは，壁にぶち当たってそっくり跳ね返されます．相手には何のダメージも与えません．いきどころのないエネルギーはさまよって，諦めに変化します．

① エネルギーがポジティブで，活動的である場合

　まさに怒りの状態で，うちに溜めずに怒るという行動で外部に発散します．スポーツの試合のように，負けた怒りを，練習などの努力や情熱のエネルギーに変化させることができます．

② エネルギーがポジティブで，活動的でない場合

　これは我慢です．臥薪嘗胆^注6という言葉を聞いたことがあると思います．

③ エネルギーがネガティブで，活動的である場合

　これは，怒りのエネルギーが負の方向に進み，憎しみや憎悪となります．

④ エネルギーがネガティブで，活動的でない場合

　これが，最も問題となるエネルギーの使い方です．怒りを感じているけれども，そのエネルギーのぶつけようがない．やがて，怒るエネルギーも枯渇してきます．がっかり・幻滅・意気消沈・惨め・倦怠感・苦悩・落胆・失望・諦め・絶望・焦燥感という状態です．まさに，スターウォーズのアナキン・スカイウォーカーが，怒りに身を任せてダークサイドに落ちていくシーンそのものです．

注6 史記に出てくる言葉．戦いに敗れた越王勾践は薪の上で苦い肝を嘗めて復讐の機会を待った．艱難辛苦するたとえ．

4 嫉妬（Jerousy）

1）嫉妬とは

　嫉妬は，赤ちゃんでもみられる基本的な感情です．

　弟や妹が生まれて，お母さんの愛情が自分からそれてしまうと，わざと泣いたり，悪戯をしたり，甘えてみせたりします．一度，独り立ちしたおしっこの習慣が，突然，おねしょという形で現れたりします．犬もそうですね．数匹の犬がいて，一匹だけを可愛がると，ほかの犬が割り込んできたりします．

　さて，原始の時代はどうだったでしょう．毎日，獲物を捕りにいったのに，いつも逃げられたり，大型の肉食獣に横取りされたりで，腹ぺこでした．ところが，隣の洞窟は大きなマンモスを仕留めて，大宴会の真っ最中で，たらふく夕飯にありついています．このときに，いいなあ，羨ましいという感情が生まれます．

　嫉妬というのは，自分のもっていないものをほかの人がもっているときに生まれてくる感情なのです．

　つまり，嫉妬をいい換えれば，「自分自身の所有物を認識する能力」です．自分自身の所有物と，ほかの人の所有物との違いを認識する能力なのです．

　日本語で嫉妬や所有欲というと，ネガティブな意味にとられがちです．一応，ネガティブという分類で話をしていますが，これは，本能的な行動なのです．嫉妬は，執着を生みます．子どもは，おもちゃを取り上げられると泣きます．おもちゃを買ってあげると，もっとほかのおもちゃも欲しくなります．一方で，ネガティブな方向に働いた場合には，お金や権力への所有欲となります．ブランド品も執着の対象ですね．これは医療の分野でも同じです．執着とはとらわれることです．他の人からよく見られたいという見栄や虚栄もこの一種です．自分より優れた人に嫉妬心を感じるのは当たり前なのです．当然，医療従事者にもこの心はあります．

　しかし，執着自身は決して悪いものではありません．ポジティブに働けば，エネルギーとなって，勉強やスポーツをする力となります．芸術などの分野でも，執着することで自分独自の世界観に到達できます．

2）嫉妬の分類

嫉妬は，大きく分けると，2つのものが含まれています．

① 自分のもっていないものを，ほかの人がもっている

感情としては羨ましいとか羨望の念です．そこにたどり着けないと悔しいという気持ちになります．さらに2つの方向の考え方があります．もし，その感情の原因が自分にある場合には，切ない・虚しい・情けない・無力感という感情が生まれるでしょう．自分の責任ではないとすれば，それは不条理ということになりますね．

② 自分のもっているものが失われる

嫉妬のもう一つの意味です．この嫉妬からは，喪失感が生まれ，悲しみが生まれます．自分の力の及ばない何かによってそれがもたらされたときには，無常感を感じるかも知れません．

嫉妬心そのものは，ポジティブな方向に働けば「健康や精神をよい状態に保つものを所有すること」ですが，多くは，「感情が貧しい状態のときに起こる気持ち」なのです．「心身の健康状態を維持できれば，自分が何をもっているかということがわかって，自分に自信をもつことができる」のですが，そういった考え方の変容やシフトは心のキャリブレーションの項で論じます．

一つの例をあげてみましょう．ほかの人の所有しないものを所有しているかも知れないというたとえ話です．「王様と乞食」という物語を読んだことのある方も多いでしょう．顔かたちの似ている王様と乞食がいました．いつも優雅な生活をしている王様の憂鬱は，お金も名誉もあるが自由がないということです．一方，乞食の憂鬱は，自由はあるがお金も名誉もないということです．王様は乞食の自由に嫉妬し，乞食は王様な優雅さに嫉妬しました．では，取り替えてみようということになりました．ことの顛末は，物語でお楽しみください．

ここでいいたかったのは，人の欲求にはいろいろなものがあるということです．問題は，その使い方にあるのです．

5 喜び（Joy）

　今までの感情とは違った特異な感情があります．それが，喜びです．
　赤ちゃんは笑います．犬だって嬉しいときには尻尾を振りますし，猫も喉を鳴らします．原始人だって，マンモスを捕ったら，喜び勇んで，飛び上がって踊りまくるでしょう．喜びがすべての感情の解決の糸口なのです．
　喜びとは何でしょうか．
　喜びは特異的な感情です．恐れや怒りや嫉妬はうちにこもります．放出されても暗いエネルギーに満ちています．喜びはポジティブであり陽であり，エネルギーは外部に向かって放出されます．ちょうど，太陽の光が当たり，イルカたちが歓声を上げて飛び跳ねて，水滴がキラキラ輝く水面のようなものです．喜びは感情のなかで，最も外部に発散しやすい感情です．ネガティブな感情は人に知られたくありませんが，嬉しいことはまわりの人にも分かち合いたいものですね．
　この喜び＝患者さんの笑顔が，私たち医療従事者の求める最大の報酬です．
　と同時に，喜びは，ネガティブな感情を変化させ得る重要なエッセンスなのです．喜びはガス抜きです．怒りの風船を割る笑いの針です．恐れは原因を知ることで解消します．障子に映ったお化けが，月明かりに揺れる枯れ尾花だったと気づけば，ただの笑いになります．怒りのエネルギーを込めた渾身のシュートが，敵ゴールのネットを揺らせば，歓喜に変わります．喜びには，それまでのネガティブな感情を一瞬のうちにクリアする，特殊な力があるのです．
　こんなふうに例えてみましょう．ネガティブな感情は，光の届かない深い水の底です．そこに，喜びという水面に風が吹いて，波が立ちました．一瞬，暗い水底に光が射し込みます．これまで真っ暗だった水中が，実は，色とりどりの珊瑚や魚たちの天国であったことに気がつきます．これは，ネガティブな感情のなかで，見たくないからと目を閉ざしていただけなのですね．ダイビングなどのときに，ライトに照らされた水中は，まさに不思議の世界です．
　ネガティブである理由は，見たくないからですね．見れないからなのですね．もし，恐れや怒りや嫉妬の理由を見てしまえば，私たちは，それに冷静に対処することができるのです．これを別のいい方をすれば，感情の明確化であり，直面化ということになるのです．

6 同情（Compassion）

　同情は，これまでとは違ったポジティブなグループに属する感情です．

　同情とは思いやることです．私たちが，何か困った状況に陥っている人を見たとき，何かを感じ，もらい泣きをします．この感情は，恐れや怒りや嫉妬などの，暗い面に限られているのが特徴です．喜びに同情とはいいません．

　恐れが変化したのが同情です．自分の恐れが解消したので，隣人の恐れに目を向けたのです．ほかの不条理に対する怒りであり，それを補いたい哀れみです．飢饉で苦しむ難民を見て，なぜかと怒りがこみ上げます．そして，今日の食事は，と心配をします．さらに，同情心からいろいろな団体に寄付をしたりします．

　さて，お隣の洞窟に住んでいる原始人が獲物を捕れずに，ひもじい思いをしていました．大きなマンモスを捕えたので，可哀想になって，お隣さんに足を1本あげました．お隣さんは大喜びです．

　ここに落とし穴があります．お隣さんがしっかり者なら，逆の立場の際にお裾分けをくれるでしょう．でも，怠け者だったら「働かなくても誰かが恵んでくれるんだ」と考えます．自立心ではなく依存心が芽生えました．これでは解決になりません．多くの説話に教訓が隠されていることにお気づきですね．

　同情はポジティブな感情ですが，一方で暗い水面に引きずり込まれる危険性も秘めています．感情移入とは，相手の立場に立ってその感情体験を共有することです．でも，問題は相手の感情が私たちの心のなかに流れ込んでくることです．小説や映画の主人公でしたら問題はありません．でも，現実の人間だったらどうでしょうか．自分が好きな人はともかく，嫌いな人の，あるいは不特定多数の人々の感情を自分の心のなかに入れたいと思うでしょうか．

　これは，私たち医療の現場ではよく起こります．末期の癌の患者さんや，重度の障害などをもった子供たちを見ると，卒業したての頃は同情の念を禁じ得ません．ただし，同情の問題点というのは，相手のテリトリーに入り込んでしまうことです．患者さんと一緒に嘆き悲しんでいたのでは，医療は成立しません．同情の問題点は，私たちが，中立で客観的な立場を見失って，冷静な判断力を失ってしまうという点にあります．同情では問題が解決しないということがわかると，私たちは次のステップに進んでいくのです．

7 情熱（Passion）

　そこで，原始人は決心をしました．お隣の怠け者を連れて，一緒に狩りに行ってあげようと．はじめはしぶしぶ着いてきたお隣さんも，狩りの腕前が上がって，自分でも獲物が捕れるようになると，俄然，情熱が出てきました．でも，まだひとりで狩りをするにはちょっと不安があって，まだ依存心を捨て切れません．

　情熱は，実はネガティブな怒りの感情が，喜びによって変化したものなのです．スポーツの試合に負けたチームは，はじめは強い相手に恐れや，負けたことに対する怒りを感じます．それから，自分たちのたどり着けない高みにいる相手チームを羨ましいと思うでしょう．しかし，そこに喜びの感情が入ります．恐れは不安に，不安は勇気に変化します．怒りは，そのエネルギーを変換させたとき，それをバネとして情熱に変化していくのです．

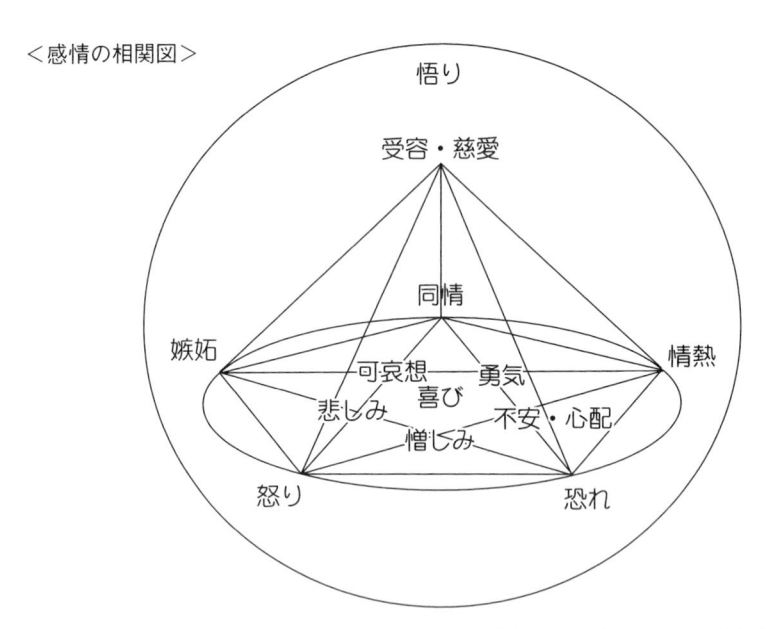

＜感情の相関図＞

感情はそれぞれ独立したものではなく，複雑に絡み合っている．同時に，感情はエネルギーの使い方により，さまざまに変化していく．受容や慈愛は恐れ・怒り・嫉妬・同情・情熱・喜びなどすべての感情を包括している．

8 受容・慈愛(Acceptance・Affection：Unconditional love)

　受容はありのままに受け入れることです．よい感情も悪い感情も，よい出来事も悪い出来事も，すべてをありのままに受け入れることです．

　すべては自然の摂理にしたがって，あるがままということです．春には花が咲き，夏には葉が生い茂り，秋には紅葉が，冬には雪が降り，そしてまた春が巡りきます．感情も同じように流れていきます．恐れや怒りや嫉妬という嫌な感情も，とらわれてしまうことによって，流れなくなります．流れなければ，変化がありません．やがて，澱んできます．私たちの多くが，冬にとらわれてしまっているのですね．「上善水の如し」[注7]といいます．私たちの心も，水の流れのごとくある状態が，ありのままという受容の状態なのです．

　受容と同じ感情としてここでは扱いますが，慈愛という感情があります．

　慈愛とは何でしょうか．受容はありのままに受け入れることです．慈愛はありのままに出すことです．どちらも，逆らわずにありのままですから，同じ7番目の感情として分類しました．

　慈愛は別の表現をすると，無条件の愛ともいえます．

　私たちは赤ちゃんを見たときに，無条件でかわいいと思いますね．赤ちゃんの笑顔のなかに，何か見返りを求めているわけではありません．「バレンタインデーにチョコレートをあげたんだから，ホワイトデーにはプレゼントを頂戴ね．できればブランドものがいいわ．」なんていうのは，条件つきの愛です．はたして，本当の愛かどうかも怪しいものです．

　そして，受容と慈愛という感情こそが，私たち医療従事者のめざす最高の到達点なのです．

[注7] 老子の言葉

9 悟り（Enlightenment）

　悟りというと，お釈迦様やキリストの世界のように感じるかも知れません．が，決してむずかしいものではありません．お釈迦様は厳しい修行の果てに悟りを開いたのではなく，通りがかりの娘さんに一杯の粥をもらった瞬間に気がついたのです．悟りとは，私たちが「ああ」と気がつく瞬間です．悩んでいるとき「ああ」と気がつく瞬間があります．その瞬間です．では，私たちとどこが違うのでしょうか．聖人たちは，この「ああ」という瞬間をずっと持続できるのです．

　悟りには「手放す」という非常に重要なキーワードがあります．水の流れは堰(せき)止めれば澱みます．感情も同じですが，悪い感情に限って握りしめています．本来は流れ去る嫌な感情が澱んでいます．その握りしめた手を開くだけでよいのですが，あまり長く握りしめていたので，何を掴んでいたのかも，握りしめていることすら忘れてしまったのです．

　こんな話をご存じでしょうか．松谷みよ子さんの「まえがみ太郎[注8]」という童話です．どうどの山が今にも噴火しそうになり，まえがみ太郎が調べにいきました．すると，洞窟のなかで火の鳥がもだえ苦しんでいます．飛びたくてもがくと，お山が噴火するのだと．火の鳥は「もし，飛び立つ方法を教えてくれれば，この山を去るから，おまえの村にも迷惑をかけない」と提案します．まえがみ太郎は，その原因を探して諸国を旅し，ついにその理由を見つけたのです．火の鳥は，黄金に目が眩んで山に降りたのです．そして，足で財宝を握りしめたまま，それをもっていることを忘れてしまっていたのです．足を放した火の鳥は天に還っていきます．火の鳥が握りしめていたものはいったい何だったのでしょうか．

　私たちも，患者さんも，たくさんの荷物を背負って，「重い，重い」といいながら人生を歩いているのです．本当にすべてが必要なのでしょうか．もう必要のないものもあるはずです．実は，感情というキーワードを手がかりに，重い荷物を整理することに感情の明確化という究極の極意があるのです．まさに感情に気づくことこそが，私たちの閉ざされた心の扉を開く鍵だからなのです．少し，理解の手助けになりましたでしょうか？

[注8] 松谷みよ子：まえがみ太郎．福音館書店．東京．1966

10 恐れは変化する？

　恐れにはいくつかのグレードがあります．また，恐れは相対的です．そして，恐れは同時に主観的なのです．不思議なことなのですが，恐れという感情は普遍的なものでもなく，客観的なものでもないのです．
　いくつかの例をあげながら説明しましょう．
　私たちは，怖いのに，なぜジェットコースターに乗ったり，お化け屋敷に入ったりするのでしょうか．ちょっと，スリルを味わって，わくわくしたいのです．でも，そのときのわくわくのほうが恐れよりも大きければ勇気が出ます．恐れという感情がいつの間にか楽しいという感情に変化してしまったんです．
　恐れに喜びを加えると，勇気に変化します．その勇気は情熱に変化し，やがて，共感や慈愛へと変化していきます．これこそが，究極の目的である行動変容そのものです．この行動変容は，患者さんより以前に，私たち医療に携わるものがまず行わなくてはなりません．
　ですから，未知のものが未知のものでなくなったとき，恐さは別のものに変化します．
　恐れというのはネガティブな感情と思われがちです．多くの場合には，歯科医院では，痛みや金銭的な面からも，患者さんの不安や恐怖が増幅しています．そうではなくて，私たちは患者さんのネガティブな感情に気づき，
　「歯を治すと，痛くなくなってよかったですね」
　「よく咬めますね」
　「美しくなりましたね」
などの，喜びを与えてあげればよいのですね．それが患者さんの満足感につながり，歯科医院へのリピーターを増やすことにつながるのです．満足感が動機づけとなり，歯科医院に頼るという考え方から，自分の歯や歯ぐきの健康を自分で守ろうという自立的な考え方に傾くような行動変容を促すのです．

第3章
歯科医療従事者の自己マネージメント

1 自己マネージメントとは？

　マネージメント（Manegement）とは管理・運営・監督という意味です．ですから，自己マネージメントとは，私たちがプロ意識をもって自分自身を心身両面から管理することです．

　歯科医療の現場は，歯科医師や歯科衛生士という俳優のステージです．私たちは，歯科医療−患者関係のプロフェッショナルなのです．舞台俳優は，観客の前に出るときには最高のコンディションを維持します．歯科医師・歯科衛生士も，患者さんの前に出るときには，最高のコンディションでなければならないのは，当然のことです．

　身体的な面とは，健康であることです．体調不良や寝不足などで患者さんの前に出ることは，プロフェッショナルとしての意識に欠けています．ましてや，二日酔いなどはもってのほかですね．

　そして，問題は心の面です．

　患者さんに対応するためには，どういった心構えが必要であるかということは，ヒポクラテスの誓いやナイチンゲール憲章などが現在でも引用されているので，ほとんどの方はご存じだと思います．しかし，問題は，その運用面なのですね．患者さんに受容と共感の気持ちで接し，さらに，客観的で中立的で，クリアな状態を維持する方法については，あまり言及されていません．そのために必要なのが，自分自身の心のマネージメントとキャリブレーションなのです．

　キャリブレーション（Calibration）とは，目盛りを正しく調整することです[注1]．秤などは，ゼロ点を合わせないと，正しい計測ができません．私たちの心も，ときどきクリアな自分自身から目盛りがずれていないか確認する必要があります．多くの場合には，ゼロ点は医療側の視点へずれてしまっています．

[注1]　「自ら知る者は明なり」自分自身を知ることこそ最上の明とすべきである（老子）

つまり，自分自身を客観的に見つめ直すことです．これまで述べてきた，医療面接を妨げる事項に気がつくということが，まさにキャリブレーションにつながります．そして，ゼロ点を患者側の視点に戻します．

　心のなかに患者さんとの正常なコミュニケーションを阻害する何かがあります．それは患者さんの気持ちを跳ね返すバリアであったり，都合の悪い状況から逃げ出すエスケープであったり，嫌いな患者さんを排除するエリミネイトであったり，心の深いところにあるネガティブな条件反射であるプログラミングであったり，頭のなかが真っ白という状態のスタックであったりします．大事なことは，それが自分のなかで起こっているということを知ることです．カウンセリングの公式である感情の明確化のように，自分で自分自身に気がつくということが重要なポイントなのです．

　そして，もしも自分の心のなかにある邪魔なものに気がついたら，その時点で自分自身の心を軌道修正してください[注2]．そのためには，私たちはプライドやメンツを捨てなくてはなりません[注3]．

　ところが，いざやってみると，これが非常に難しいことに気がつくと思います．多くの場合には，気づくこと自体から目をそらしたり，逃げ出しています[注4]．気がついても，慣習として染みついた自分を変えることに対して，自分自身の頑強な抵抗に遭うことを知ります．自分自身の心から逃げているのに，患者さんの気持ちを理解したり，言葉を聴けないのは無理もないことです．

　しかし，医療面接者も患者さんの言動に影響されます．したがって，私たちは自分の心理状態に気をつけることが大切になるのです．それによって，私たちは自分の感情をコントロールして，相手に対して共感と受容の態度で接することができるのです．

[注2]　「物を観て己れを察す」天地万物を観察して，その理を知り，我が身にあてはめてみる（近思録）
[注3]　「耳中常に耳に逆らうの言（ことば）を聞く」という心がけを失ってはならない（菜根譚）
[注4]　「自己を欺くこと莫かれ」（宋史）

2　自己マネージメントとキャリブレーションの方法

1）自己マネージメントの方法

　私たちのもつべき重要なポイントは，笑い・ユーモアによる，和やかな雰囲気，そして，受容と共感的態度で，聴くという姿勢です．
　共感的態度の要因として，ロジャーズ[注5]は以下の2点をあげています．
① 勇気　　　　　　　……　恐れの克服である
② 感情のコントロール　……　感情に流されない
　そのための条件とは，良好な医師－患者関係が構築され，私たち自身がたえず心のマネージメントを行い，心をクリアな状態に保ちつづけること，そして，患者側の心の準備と，それを見抜く私たちの観察力が必要になります．
　私たちは，患者さんの前に出る前に，自分自身を見つめ直す勇気が必要なのです．
　では，具体的な方法です．
　歯科医療従事者と患者さんの関係を決定するのは，私たちが日常やっている人と人とのかかわり方やコミュニケーションや，考え方などが無意識のうちに反映される私たちの人生そのものです．さまざまな経験そのものが私たちの人生をつくり出しています．医療面接の間に，患者さんの生活・信条背景にまで注意するのと同時に，私たち自身が医療に対してどういうイメージを抱いているか，何を重要視しているか，どういった向き合い方をしているかに注意を払う必要があるのです．そのことは，一般の人間関係にも通じますし，ましてや患者という弱い立場の相手を前にしたときには，増幅されて現れてくるのです．
　ですから自分の心のなかに気づくためには，よく遊び，よく笑ってください．いろいろな本を読んだり映画や舞台を観たりして，笑ったり泣いたり感動したりしてください．その，じーんとした心の動きそのものが，患者さんの気持ちや感情に対応するための共感や受容につながっていきます．

[注5] 佐治守夫・飯長喜一郎編：ロジャーズ　クライエント中心療法．有斐閣．東京．2001

2）診療前のチェックポイントは？

① 笑顔

　私たちは，診療室に出る前，患者さんのところに出る前に，もう一度鏡をみて，自分自身のさわやかな笑顔をチェックしてみてください．もし，仏頂面やしかめっ面をしていたり，眉をしかめていたり，唇をへの字に曲げていたり尖らせていたら，自分自身のなかで何がそうさせているのかを，もう一度チェックしてください．

② 身だしなみ

　ぱりっとしていることを確認しましょう．汚れた白衣などは着替えます．

③ 気持ち

　気持ちは乗っているでしょうか？それとも，乗らないでしょうか？　乗らない理由は何でしょうか？　もう一度チェックをしてみてください．

3）診療中のチェックポイントは？

① 自分自身の観察

　もし，患者さんの話を聴けないと感じるときには，なぜそうなのかをチェックしてください．

② 患者さんの観察

　患者さんが，居心地悪そうにしていたら，私たち自身に問題があるのです．

4）キャリブレーションの方法

① 問題点を探す

　笑顔をつくれない原因，話を聴けない理由を探してください．

② 気がつく

　その理由に気がついてください．

③ 手放す

　問題となっていることを，まずイメージのなかのゴミ箱に捨ててください．どうしても必要なものなら，診療後に拾い直しても結構です．

3 医療面接に役立つ本

杉田峰康	交流分析のすすめ　人間関係に悩むあなたへ	日本文化科学社
加藤浩一	TAを楽しむ本　心のおしゃれ1～6	新日本教育図書
ジョン・M・デュセイ	エゴグラム　ひと目でわかる性格の自己診断	創元社
堀洋道監修	心理測定法尺度集Ⅰ～Ⅲ	サイエンス社
Philip Burnard	ナースが自分を知る本	医学書院
野嶋佐由美・南裕子	ナースによる心のケアハンドブック　現象の理解と介入方法	照林社
海原純子	ストレス・癒しの病理学	丸善ライブラリー
川瀬正裕・松本真理子編	新・自分さがしの心理学　自己理解ワークブック	ナカニシヤ出版
エリザベス・キューブラー・ロス	「死ぬ瞬間」シリーズ	読売新聞社
日野原重明	延命の医学から生命（いのち）を与えるケアへ	医学書院
日野原重明	医学するこころ　オスラー博士の生涯	岩波書店
William Osler	平静の心　オスラー博士講演集	医学書院
ヴァージニア・ヘンダーソン	看護の基本となるもの	日本看護協会出版会
ナイチンゲール	看護覚え書	現代社
小田晋	精神科医が明かす・自信と迷い心の法則	はまの出版
波平恵美子	医療人類学入門	朝日新聞社
リチャード・カーソン	あなたの中のグレムリンを捜せ	KKロングセラーズ
フィリップ・キール	自分自身を発見する本	マガジンハウス
上田紀行	20日間で自分を変える　トランスフォーメーション・ワークブック	宝島社
スペンサー・ジョンソン	人生の贈り物	ダイヤモンド社
アラン・アーキン	カウンセリング熊	原生林
アラン・アーキン	レミング物語	原生林
ポール・ギャリコ	雪のひとひら	新潮文庫
小泉吉宏	ブッタとシッタカブッタ　心の運転マニュアル本	メディアファクトリー
小泉吉宏	ブッタとシッタカブッタ2　そのまんまでいいよ	メディアファクトリー
小泉吉宏	ブッタとシッタカブッタ3　なあんでもないよ	メディアファクトリー
パット・パルマー	自分を好きになる本	径書房
パット・パルマー	夢をかなえる本	径書房
パット・パルマー	大人になる本	径書房
パッチ・アダムス	パッチ・アダムスと夢の病院	主婦の友社
エドワード・E・ローゼンバウム	ドクター	扶桑社

4 医療面接に参考となる映画

＜パッチ・アダムス＞（ユニヴァーサル）
監督：トム・シャドヤック
原作：ハンター・ドハーティ・アダムス　マーリーン・ミランダー
主演：ロビン・ウィリアムス
「ハンター・ドハーティ・アダムス，通称パッチ・アダムスという実在の人物をモデルとした医療ストーリーです．パッチ・アダムスはある日，心を病んで精神科の門を叩きます．同じ入院患者のひとりを＜笑い＞で癒すことのできた彼は，医療の道を志し，医大に進学します．そして，患者さんとの＜笑い＞と触れ合いのなかで，理想の病院をつくりたいという夢をもちはじめたのです．」

　この映画のなかで，私たちは日頃，医療の現場で見慣れた光景を目にします．あくまでも面子にこだわり，患者の名前を呼ぶことができない学部長，末期癌で死に瀕し，笑いを忘れ，治療や看護に抵抗する患者．
　もし，この映画から何かを学ぶことができたならば，この本は必要ありません．もし，この映画をみてくだらないと感じたならば，もう一度，医療人としてのマネージメントとキャリブレーションの必要があります．

＜ドクター＞（タッチストーン・ピクチャーズ）
監督：ランダ・ヘインズ
原作：エド・ローゼンバウム「ドクター」
主演：ウイリアム・ハート
「エド・ローゼンバウムの実話を元にしたストーリーです．一流病院で名声の頂点にある医長マッキーは，患者の心を理解しない冷徹な心臓外科医でした．が，喉頭癌を宣告されて絶望のどん底に落とされます．患者の立場になったときの病院の対応，放射線治療の辛さ，気管切開で声も出せず，そして手術．そのときにはじめて彼は人生をみつめ直すチャンスを得たのです．長い闘病生活を終え，職場に復帰した彼は，若い研修医たちに患者の気持ちを理解するための体験入院を提案したのです．」

実習編

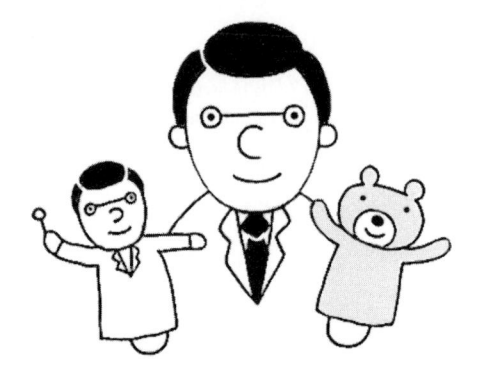

歯科医療面接技法の練習

1　歯科医療従事者のイメージ

1）イメージづくりがなぜ必要か

　俳優はシナリオをじっくり読み込んで，その役どころのイメージづくりをします．そして，自分が演じる人の役になりきろうとします．俳優が舞台の上や映像のなかでヒーロー・ヒロインになるのと同じように，歯科医師や歯科衛生士の舞台は歯科診療室です．そこで，ヒーローやヒロインを演じるのです．私たちが演じるのは，理想とする歯科医師であり，歯科衛生士や歯科技工士であり，さまざまな診療スタッフです．

　しかし，私たちは俳優ほどには，医療従事者としての役づくりをしていないのが現実です．ただ，病院という環境にいるから医療従事者だ，白衣を着ているから先生と呼ばれるとしか思っていません．中身の伴わない張りぼてです．映画の世界ならば張りぼてでも，行われているのは虚構の世界ですからセットでも済まされますが，医療行為で私たちは，実際の患者さんを目の前にして，生殺与奪の権をもっているのです．

　ですから，この理想というのは，歯科医療従事者の立場から見たものではありません．俳優は，観客を魅了します．私たちにとっての観客は，当然，患者さんです．患者さんが見たときの理想の歯科医師や歯科衛生士であるということが重要なのです．

　当然，私たちの生育歴は違います．歯科医療経験もさまざまです．私たちが考えている歯科医師や歯科衛生士など歯科医療従事者のイメージもさまざまです．そういった意味で，まず理想の歯科医療従事者であるためには，理想となるイメージも必要となるのです．

2 実習の方法

1）アンケート

　講義や実習などのスタイルや時間的な制約もあると思いますので，時間のないときには，アンケート方式で，現在，歯科医療従事者について考えていることを書いてもらってもよいと思います．医療面接を妨げる因子（p.110）や歯科医療従事者の心のマネージメント・キャリブレーション（p.174）という項でも解説したように，歯科医師・歯科衛生士も自分自身を知る必要があります．まず，自己評価をします．理想の歯科医師像を考えます．そして，そのギャップを調整します．

2）討　　論

　理想の歯科医師・歯科衛生士像などについて討論をします．
　教室を使って，全員で行っても構いませんし，10人程度の小グループでも結構です．
　話し合いの目的は，歯科医師や歯科衛生士などの共通イメージを考えるということです．それぞれの生育歴も環境も違います．家族に医療従事者がいて歯科医療を志した者もいれば，まったく関係のない家庭に育った者もいます．歯科治療の経験もさまざまです．そういった経験を出し合って，歯科医療従事者という共通認識を育ててみましょう．

3）情報を集める

　新聞やインターネットなどで，医療や歯科医療に関する情報を集めてみましょう．
　歯科医療従事者が，一般の人やマスコミなどから，どういったイメージを抱かれているかの，共通認識をつくり出します．マンガや映画やドラマなどのなかで，歯科医師がどんなイメージでつくられているか，なぜそう思われているのかを検討してみてください．

3 討論の方法

1）全員での討論（自由討論）

　理想の歯科医師・歯科衛生士像について，討論をします．オブザーバーである教員が調整をしてください．ほかの実習もほぼ同じ形で行います．

　討論を導く司会者（議長）と，討論のキーワードを黒板に書き出していく記録係（書記）を選出し，自由討論を行います．

　全員で行うことの利点は，
① 人前で自分の意見を述べる訓練になる
② 自分の意見を述べるためには，相手の意見を聞かなくてはならない
などです．

　一方，全員で行うことの欠点は，
① 特定の人しか話さないことがある
② 特定の何も話さない学生が出てくる
③ 意見の統一がむずかしい
などという点です．

　オブザーバーである教員は，必要以上に議論を誘導しないように気をつけてください．話がそれた場合にのみ，論点を戻します．また，意見の内容で学生を評価しないという中立の立場で望むべきです．教員自身が，まず，こういった実習に臨む前に自分自身のキャリブレーションを行いましょう．

　討議された内容は，できれば，まとめて学生に配布し，学生自身のフィードバックに役立てるように配慮するとよいと思います．

2）全員での討論（ディベート方式）

　自由討論で論点がまとまらないおそれのある場合には，ディベート方式にし，テーマを決めて，賛成派・反対派に分かれて討論をしてもよいと思います．

3）グループでの討論

　全員での討論の欠点を補う方法です．
① 10人程度のグループに分けます

② グループのなかから司会者と記録係を決めます
③ やはり，自由討論とディベートの方法があります
司会者は，全員に話すように促します．
オブザーバーは，話の内容には，評価を与えないことを念頭に置いてください．テーマは理想の歯科医師・歯科衛生士像などですが，もう少し細分化したテーマを与えて討論してもよいでしょう．

4）テーマの例

・歯科医師・歯科衛生士・歯科技工士など歯科医療スタッフのイメージ
・理想の歯科医療従事者とは？
・なりたくない歯科医療従事者のイメージとは？
・あなたが患者さんであったらどんな歯科医師にかかりたいか？
・時間外の患者さんをどうするか？
・歯科医師の裁量権と患者の自己決定権の境界

そのほか，医療映画やドラマ，小説，マンガなどを題材に話し合ってもよいと思います．

・パッチアダムス（ロビン・ウィリアムス）
・ドクター（ウイリアム・ハート）
・ラストレター（ダイアン・レイン）
・奇跡の人（アン・バンクロフト）
・病院へ行こう（真田広之）
・愛と青春の鼓動（ダイアン・レイン）
・ナースコール（薬師丸ひろ子）
・ERシリーズ
など．

重要なことは，教員がお仕着せをしないことです．「だめだから，だめである」「そういう決まりになっているのだ」という指導の方法は効果がありません．「なぜ，いけないのか」という点を自分自身で考えさせる必要があります．自分で納得したことは，決して破りません．教員は，学生の解決のできない疑問点が出た場合や，明らかに間違っていると思う意見などが出た場合にのみ，

具体的な例をあげたりしながら，もう一度考えさせて，解説をしてください．このとき，教員の意志や考えを押しつけないことが重要です．

患者さんも千差万別であるのと同時に，歯科医療に携わる者もまた人間であり，考え方も千差万別です．議論するなかで納得させ，学生たちの妥協点を，自分自身で見い出せるように誘導していくのが理想的な方法です．

4 歯科医療面接の準備

1）身だしなみ

以下のようなテーマで，患者さんにとっての感じ方と，歯科医師・歯科衛生士側からみた感じ方とのずれを調整します．
① 服装・白衣
② 髪型・髪の色・髪の長さ
③ アクセサリー
④ 香水・整髪料・オーデコロン

2）小道具

治療器具（一般・麻酔・外科用器具）やレントゲンなど，患者さんの目に入ったほうがよいのか，悪いのかを討論をしてみましょう．

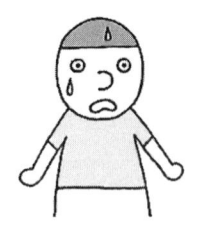

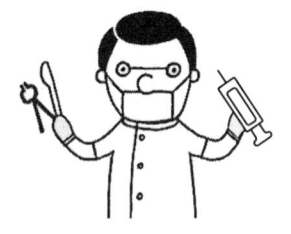

5 話し方の練習

① わかりやすい発音
② 敬語・丁寧語・一般語
③ アクセント・イントネーション

どのような話し方が医療従事者らしいか，また，患者さんに受容的雰囲気を伝えられるか，討論をしてみましょう．

④ 翻訳の練習

齲蝕→むし歯など，医学用語を一般用語に翻訳する練習をします．

6 ボディランゲージの練習

① 距離

お互いに話をするときに，どの程度の距離が違和感を感じないか実習してみましょう．

② 位置

正面で話す，90度で話す，横で話すなど，お互いに話をするときに，どの位置関係が違和感を感じないか実習してみましょう．

③ 垂直関係

水平（同じ高さ）で話す，上から話す，下から話すなど，お互いに話をするときに，どの位置関係が違和感を感じないか実習してみましょう．

④ 喜怒哀楽

言葉を使わずに，感情を表現してみましょう．
パペット（指人形）などを使用してもよいでしょう．
大事なことは，感情表現や，痛みなどに対する反応について，学生たちの共通点をみつけだすことです．

7 歯科医師のボディランゲージ

歯科医師や歯科衛生士のちょっとした仕草でも，患者さんには大きな影響を与えることがあります．

① 歯科医師・歯科衛生士らしさとは？
② 座り方
  ・足を組む・腕を組む・身を乗り出す・お腹を突き出す
  ・浅く座る・深く座る・椅子を反対にして座る
③ 表情
  ・笑顔・しかめっ面・無表情
④ 誘導
  ・距離感
  ・位置関係（先に立つ・患者さんを先に誘導する）
  ・手の動き（指さす・手を広げる）

8 医療面接の導入法

① 身だしなみのチェック
医療面接の練習前にお互いにチェックをします．
② 笑顔の練習
患者さんに受容的な雰囲気のある笑顔を練習しましょう．
③ あいさつ
患者さんに不快感を与えないあいさつの方法を練習します．お辞儀の角度・時間などをチェックします．しかし，形だけではないことを再認識してください．
④ 自己紹介
壇上に立って，1分程度で自分自身をアピールしてみてください．

1）医療面接練習の方法

① 3人組になります
② 一方が話し役（患者役）で，一方が聴き役（医療面接者）です
③ もう一人は，オブザーバーとして両者の客観的チェックをします
④ 話し役は話をします（3分程度）
⑤ 聴き役は，それぞれのテーマに応じて，練習をします
⑥ 話が終わったら，話し役がフィードバックします（1分程度）
　・話しやすかった点
　・話しにくかった点
⑦ 続いて，聴き役がフィードバックします（1分程度）
　・聴きやすかった点
　・聴きにくかった点
⑧ オブザーバーが両者にフィードバックします（1分程度）
⑨ 配役を取り替え①～⑧を繰り返します
⑩ それぞれよかった点について討論します
⑪ それぞれ悪かった点について討論します
⑫ それぞれ，どう改善すればよいか討論します
⑬ それぞれの実習では，パートナーを毎回組み替えたほうが効果的です
⑭ 人数によっては，話し役と聴き役の2人組みでもよいでしょう

2）練習で話すテーマについて

　はじめから医療面接本番のような医療的な事項を話し合うと，感情などが入り込んだり，深い部分に陥ってしまったり，うまくいかないことがあります．はじめは，趣味や最近観た映画の話や，遊びにいった話など，感情を伴わない雑談程度からスタートすると，話し役の学生も緊張せずに話ができます．

　基本的には医療面接は聴き役が中心の実習になってしまいますが，話し役も短い時間で，相手にわかるように話をする練習になりますので，医療面接技法のまとめや要約の訓練になります．

9　受動的傾聴のテクニック（沈黙・うなずき・あいづち）

1）話を聴く態度（沈黙の練習）

① 話を聴かない練習

　話し役は，自由に話をしてください．話す時間は3分です．たとえ3分間でも，話すということが非常にむずかしいということに気がつくと思います．
　聴き役は，何もしゃべってはいけません．聴き役は，話を聴かないためのあらゆる努力をしてください．
　その後，話し役は，話しやすかったか話しにくかったか意見を述べて，聴き役にフィードバックしてください．フィードバックの時間も3分程度が目安です．
　オブザーバーのいる場合には，両者に客観的な感想を伝えてください．
　相手を交代して，もう一度繰り返します．

② 話を聴く練習

　話し役は，自由に話をしてください．
　聴き役は，今回も何もしゃべってはいけません．しかし，聴き役は，話を聴くためのあらゆる努力をしてください．
　その後，話し役は，話しやすかったか話しにくかったか意見を述べて，聴き役にフィードバックしてください．

2）受動的な傾聴法（うなずき・あいづち）

　話し役は，自由に話をしてください．
　聴き役は，何もしゃべってはいけません．聴き役は，適当なタイミングで，うなずきやあいづちを入れてみてください．どのようなものが効果的で，どのようなものがわざとらしい感じがするでしょうか．
　その後，話し役は，話しやすかったか話しにくかったか意見を述べて，聴き役にフィードバックしてください．

3）観察の練習

① 重要なキーワードを聴き取る

話し役は，自由に話をしてください．

聴き役は，これまでの沈黙やうなずき・あいづちなどのテクニックを自由に使って構いません．その間に，聴き役は，話し役の話のなかから，重要なキーワードを聴いてください．

その後，聴き役は，聴き取ったキーワードを伝えて，話し役にフィードバックしてください．

話し役は，いいたかったキーワードがきちんと相手に伝わったかどうかを，フィードバックしてください．もし，間違って伝わっている場合には，訂正をします．

② 重要なボディランゲージを見抜く

話し役は，自由に話をしてください．

聴き役は，これまでのすべてのテクニックを自由に使って構いません．その間に，聴き役は，話し役の話のなかから，重要な表情やジェスチャーであるボディランゲージを観察してください．

その後，聴き役は，聴き取ったボディランゲージを伝えて，話し役にフィードバックしてください．

話し役は，いいたかった仕草（自分では気づかないこともある）がきちんと相手に伝わったかどうかを，フィードバックしてください．もし，間違って伝わっている場合には，訂正をします．

③ 討論

どのようなキーワードや，どのような仕草や表情に注意する必要があるか，お互いに話し合ってください．

10 能動的傾聴のテクニック(促し・繰り返し・明確化・要約)

1) 促しの練習

　話し役は，自由に話をしてください．

　聴き役は，これまでのすべてのテクニックを自由に使って構いません．その間に，聴き役は，積極的に促しの言葉を入れてみてください．

　その後，話し役は，どのような促しの言葉が効果的であるか，あるいは話の妨げになるか，聴き役にフィードバックしてください．

2) 繰り返しの練習

　話し役は，自由に話をしてください．

　聴き役は，これまでのすべてのテクニックを自由に使って構いません．聴き役は，話し役の話のなかの重要と思われるキーワードを繰り返してみてください．

　その後，話し役はフィードバックしてください．

3) 言い換え・明確化の練習

　話し役は，自由に話をしてください．

　聴き役は，これまでのテクニックを自由に使って構いません．聴き役は，話し役の話のなかの重要と思われるキーワードを，別の言葉にいい換えてみてください．

　その後，話し役はフィードバックしてください．

4) まとめ・要約

　話し役は，自由に話をしてください．

　聴き役は，これまでのテクニックを自由に使って構いません．

　聴き役は，話が終わったのち，話の内容を簡単にまとめて（100字程度で），話し役に伝えてください．この際，なるべく話し役の使ったキーワードを入れます．

　その後，話し役は，聴き役のまとめが正しいか誤っているかフィードバックしてください．

11 質問法（Open to Closed Cone）

1）開かれた質問

　別のパートナーと組んでください．一方が質問役で，一方が答え役です．
　質問役は，開かれた質問をしてください．話を聴くために，これまでのすべてのテクニックを自由に使って構いません．
　答え役は，自由なテーマで，今一番話したいことを話してください．
　その後，答え役は，話しやすかったか話しにくかったかフィードバックしてください．

2）閉じた質問

　質問役は，閉じた質問をしてください．話を聴くために，これまでのすべてのテクニックを自由に使って構いません．
　質問役は，古いタイプの問診をしてみてください．必ず，イエス・ノーか，答えの限定された閉じた質問をしてください．
　答え役は，質問役の質問に応じて答えていきます．
　その後，答え役は，話しやすかったか話しにくかったか，そして，自分が一番話したいことを話せたかどうか，フィードバックしてください．

3）絞り込みの練習

　質問役は，まず開かれた質問をしてください．
　答え役は，自分が歯科医院やその他の病院や医療機関に行ったときの体験談を語ってください．
　質問役は，質問法のテクニックを使用して，徐々に絞り込んでみてください．そして，最後に要約します．
　その後，答え役は，話しやすかったか話しにくかったか，そして，自分が一番話したいことを話せたかどうか，要約が正しかったかどうかフィードバックしてください．

12 共感を示す話し方

1）好ましくない態度の練習

　話し役は，自由に話をしてください．

　聴き役は，あえて，あらゆるテクニックを用いて，好ましくないと思われる威圧的・脅迫的・評価的・批判的・調査的・逃避的な態度を，言葉・イントネーション・ボディランゲージを用いて，聴いてみてください．

　その後，話し役はフィードバックしてください．どこに話しにくくさせる問題点があるかを話し合います．

2）好ましい態度の練習

　話し役は，自由に話をしてください．

　聴き役は，あえて，あらゆるテクニックを用いて，好ましいと思われる受容・共感的な態度を，言葉・イントネーション・ボディランゲージを用いて，聴いてみてください．

　その後，話し役はフィードバックしてください．どこが話しやすかったかを話し合います．

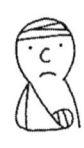

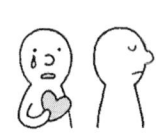

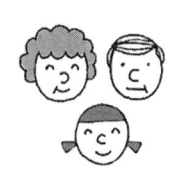

3）共感の練習

　話し役は，感情に訴える話を自由に話してください．病院へ行ったときの経験や，ペットの死，失恋の話，感動した映画や物語など，何でも結構です．

　聴き役は，あらゆるテクニックを用いて聴いてみてください．そして，心にじーんとする部分があったかどうか，確認をしてください．

　その後，話し役はフィードバックしてください．どこが話しやすかったかを話し合います．

13 要約と確認

　話し役は，自由に話をしてください．話す時間は3分です．
　聴き役は，あえて，あらゆるテクニックを用いて，好ましいと思われる受容・共感的な態度を，言葉・イントネーション・ボディランゲージを用いて，聴いてみてください．
　聴き役は，要約をします．
　話し役は，要約が正しいか間違っているかをフィードバックします．
　間違っている場合には，聴き役は再度要約し直してください．聞きもらしたことがある場合には，話し役に質問をしても結構です．要約は，話し役の確認が取れるまで行います．思ったよりも大変であることに気がつくと思います．
　その後，話し役はフィードバックしてください．どこが話しやすかったかを話し合います．

14 インフォームド・コンセント

　インフォームド・コンセントの練習をします．
　歯科医師・歯科衛生士役が抜歯・抜髄・インレーやクラウン・義歯などのテーマを決めて，診断・検査法・病状・治療法の選択・その利点と欠点など，医学用語を一般用語に翻訳して，わかりやすく話す練習をします．
　患者役は，自由に質問をして構いません．
　歯科医師・歯科衛生士役は，患者役が理解できるまで繰り返します．

15 総合練習

　これは，コアカリキュラムで行われている模擬患者を使用した方法です．

16 討論とフィードバック

　最後に，実習の感想について，全員で討論とフィードバックをします．

参 考 文 献

【医療面接技法について】

- 箕輪良行・佐藤純一：医療現場のコミュニケーション．医学書院．東京．1999
- 福井次矢：メディカル・インタビューマニュアル　医師の本領を生かすコミュニケーション技法．インターメディカ．東京．2000
- Steven A.・Cohen-Cole：メディカルインタビュー　三つの役割軸モデルによるアプローチ．メディカル・サイエンス・インターナショナル．東京．2000
- 斎藤清二：はじめての医療面接　コミュニケーション技法とその学び方．医学書院．東京．2000
- 太湯好子：ナースと患者のコミュニケーション　豊かな看護をするために．メヂカルフレンド社．東京．2001
- C.Knight Aldrich：医療面接法　よりよい医師－患者関係のために．医学書院．東京．2000
- 田村康二：医学的面接のしかた　聞き上手，話し上手になる技術．医歯薬出版．東京．2000
- Ann Faulkner：医療専門家のためのコミュニケーション技術．診断と治療社．東京．2000
- 宗像恒次監著：歯科衛生士のためのヘルスカウンセリング．クインテッセンス出版．東京．1997
- 大段智亮：面接の技法．メヂカルフレンド社．東京．2000
- Margaret Lloyd・Robert Bor：事例で学ぶ　医療コミュニケーション・スキル～患者とのよりよい関係のために～．西村書店．新潟．2002
- Henry A.Minardi・Martin J.Riley：ヘルスケアのためのコミュニケーション．廣川書店．東京．1999
- 吉森護編著：人間関係の心理学ハンディブック．北大路書房．京都．2000
- 飯島克巳：外来でのコミュニケーション技法．日本医事新報社．東京．1999
- 飯島克巳：外来での行動医療学．日本医事新報社．東京．1999
- 山本タカタ：SSTコミュニケーショントレーニング．星和書店．東京．1998
- 齊藤勇：対人心理の分解図．誠信書房．東京．1986

・厚生労働省 外傷ストレス関連障害の病態と治療ガイドラインに関する研究班編：心的トラウマの理解とケア．じほう．東京．2001
・前田重治：図説臨床精神分析学．誠信書房．東京．1985
・前田重治：続図説臨床精神分析学．誠信書房．東京．1994
・Iain Chalmers・Douglas G.Altman編：システマティック・レビュー．サイエンティスト社．東京．2000
・山田隆文：患者さんの心をつかむ10の方法．砂書房．東京．2002

【医療倫理・サービスなど】

・星野一正：医療の倫理．岩波新書．東京．1991
・森岡恭彦：インフォームド・コンセント．NHKブックス．東京．1994
・福井次矢：EBM実践ガイド．医学書院．東京．2000
・川渕孝一：医療・看護の変革とインフォームド・コンセント．医学書院．東京．1996
・岡本清一：自由の問題．岩波新書．東京．1959
・日本歯科医師会 診療情報提供に関する検討委員会：診療情報を適切に提供するために．日本歯科医師会．東京．2002
・医療倫理Q&A刊行委員会編：医療倫理Q&A．太陽出版．東京．2001
・間中喜雄：むんてら 医者と患者．創元医学新書．東京．1973
・福本博文：リビング・ウィルと尊厳死．集英社新書．東京．2002
・中島みち：患者革命 納得の医療 納得の死．岩波アクティブ新書．東京．2002
・厚生科学研究「エイズ拠点病院の機能評価に関する研究」研究班監修：病院サービス患者レポート．プリメド社．大阪．2001
・川端英孝：こんな医者ならかかりたい 良い医者，良い病院はここが違う．河出書房新社．東京．2000
・吉原清児：理想の病院．講談社現代新書．東京．2000
・多田羅浩三編：健康日本21推進ガイドライン．ぎょうせい．東京．2001
・厚生省健康政策局総務課監修：患者誤認事故防止に向けて 患者誤認事故防止方策に関する検討会報告書．ミクス．東京．1999
・日本医師会・厚生省健康政策局指導課監修：病院機能評価マニュアル．金原出版．

東京．2001
- 長谷川敏彦監修：クリティカル・パスと病院マネジメント　その理論と実際．じほう．東京．1999
- 医療経済研究機構監修：医療白書　2000年版．日本医療企画．東京．2000
- 高柳和江：医療の質と患者満足度調査．日総研出版．東京．1999
- 厚生省健康政策局総務課編：患者サービスガイドライン　患者サービスの在り方に関する懇談会報告書．金原出版．1997
- 梅津勝男：病院事務長アンケート　選ばれる病院の条件　全国765病院の経営・業務・診療報酬の徹底分析．医学通信社．東京．2000
- 香取貴信：社会人として大切なことはみんなディズニーランドで教わった．こう書房．東京．2002
- 伊藤正視：人が集まるテーマパークの秘密．日本経済新聞社．東京．1994
- 志澤秀一：ディズニーランドの人材教育．ウィズダムブック社．東京．2000
- 能登路雅子：ディズニーランドという聖地．岩波書店．東京．1990
- Betsy Sanders：サービスが伝説になる時　「顧客満足」はリーダーシップで決まる．ダイヤモンド社．東京．1996

【感情について】

- 濱治世・鈴木直人ら：感情心理学への招待　感情・情緒へのアプローチ．サイエンス社．東京．2001
- 重野純編：キーワードコレクション　心理店．新曜社．東京．1997
- Randolph R.Cornelius：感情の科学　心理学は感情をどこまで理解できたか．誠信書房．東京．1999
- 高田明和：感情の生理学　"こころ"をつくる仕組み．日経サイエンス社．東京．1996
- 福井康之：感情の心理学．川島書店．東京．1991
- Davidマツモト・工藤力：日本人の感情世界　ミステリアスな文化の謎を解く．誠信書房．東京．1996
- Carroll E.Izard：感情心理学．ナカニシヤ出版．京都．1996
- Victor S.Jhonston：人はなぜ感じるのか？．日経BP社．東京．2001

- Avner Ziv：ユーモアの心理学．大修館書店．東京．1995
- John Ruskan：自分の「感情」とどうつきあうか．河出書房新社．東京．1998
- 早坂泰次郎・北林才知：喜怒哀楽の心理学．創元社．大阪．1989
- 安田一郎：感情の心理学－脳と情動－．青土社．東京．1993
- Don Dinkmeyer・Gary D.Mckay：感情はコントロールできる．創元社．大阪．2000
- 小杉正太郎編著：ストレス心理学．川島書店．東京．2002
- 関計夫：歯科治療の心理学．誠信書房．東京．1981

【キャリブレーションについて】

- Philip Burnard：ナースが自分を知る本．医学書院．東京．1994
- 野嶋佐由美・南裕子監修：現象の理解と介入方法　ナースによる心のケアハンドブック．照林社．東京．2000
- 海原純子：ストレス・癒しの病理学．丸善ライブラリー．1997
- Shakti Gawain：マインド・ワークブック．たま出版．東京．1992
- 上田紀行：20日間で自分を変える　トランスフォーメーション・ワークブック．宝島社．東京．1998
- Philip Keel：自分自身を発見する本．マガジンハウス．東京．1998
- 川瀬正裕・松本真理子編：新自分さがしの心理学　自己理解ワークブック．ナカニシヤ出版．京都．2002
- 齊藤勇：イラストレート人間関係の心理学．誠信書房．東京．2000
- エリザベス・キューブラー・ロス：死ぬ瞬間　死にゆく人々との対話．読売新聞社
- エリザベス・キューブラー・ロス：続死ぬ瞬間　最期に人が求めるものは．読売新聞社
- エリザベス・キューブラー・ロス：新死ぬ瞬間．読売新聞社
- エリザベス・キューブラー・ロス：死ぬ瞬間の対話．読売新聞社
- エリザベス・キューブラー・ロス：死ぬ瞬間の子供たち．読売新聞社
- エリザベス・キューブラー・ロス：人生は廻る輪のように．角川書店．1998
- エリザベス・キューブラー・ロス：天使のおともだち．日本教文社．東京．1995
- 中川和也訳：ユトク伝　チベット医学の教えと伝説．岩波文庫．東京．2001

・小川環樹編：老子・荘子．中央公論社．東京．1992
・諸橋轍次：中国古典名言事典．講談社学術文庫．東京．2000
・中村璋八・石川力山訳注：菜根譚．講談社学術文庫．東京．2000

あ と が き

　この本で解説した医療面接技法は，まさに基礎の基礎です．ですから，多くの，ほかの医療面接の教科書などとは違った面から切り込んでいることに気づかれたと思います．医療面接の教育では，すでに模擬患者さんが目の前にいて，実際の（古いタイプの）問診を行ううえでのシミュレーションという方法を行っています．

　しかし，なぜ傾聴が大切なのか，医療面接者の言動など，どういった注意が必要なのかという具体的な解説はありません．

　はじめにも書きましたが，易経で「書は言を尽くさず，言は意を尽くさず（文字で書いた物はいい表したいことをすべて書き尽くすことができない，また言葉は心意を全部いい尽くすことはできない）」というように，医療面接は言葉では括れません．ましてや，科学や医学の知識のように，本を読んだからといって，そのまま理解できるものではありません．ですから，これまでの医療面接の教科書などの行間から読み取らなくてはならない部分を，なるべく補完する目的でこの本をまとめてみました．

　この本で解説していることは，患者さんが来院する前の，私たち自身の心の自己点検です．そして，初診で来られた患者さんと応対した，ごくはじめの出来事です．私たちは，人と出会ったとき，ほんの一瞬でお互いにいろいろなことを読み取っているのです．そして，ここで書かれていることは，あくまでも初診時の対応です．実際には，患者さんとの信頼関係が築かれるなかで，話し方や対応の仕方も変化していきます．最終的には，私たちが教えてあげる（指導）立場から，健康管理に疑問をもたせ（コンサルテーション），自分の健康を自分で考えていけるように（カウンセリング）行動変容を促していくことが，究極の目標です．

　そのためには，私たち自身の歯科医療に対する考え方の行動変容も必要になってきます．そして，それを教えてくれるのは患者さんであるということを心に留めておいてください．

第4刷のあとがき

　おかげさまで第4刷重版出来です．本書の初版が刊行された2002年当時は，「医療面接」という言葉自体がほとんど知られていませんでした．15年を経て，歯科を取り巻く世界の急速な変化のなかで，ようやく，少しずつ認知されるようになったことを，たいへん嬉しく思います．

　その理由として，医療コミュニケーションを学んだ世代が増えてきていること，歯科口腔介護や周術期口腔機能管理における多職種連携では，保健・医療・福祉スタッフとの良好なコミュニケーションのなかで協働関係を築く必要があること，「Dental Hygiene Process（歯科衛生過程）」が導入され，慢性歯科疾患の長期的なフォローアップの重要性が浸透し始めていること，患者さんの隠された悩みをきちんと聴くには，「カウンセリング」や「ナラティブ・コミュニケーション」のテクニックが必要であること，治療のゴールを決め，そこに至る行動目標を設定し，行動変容をサポートするには，「行動科学」や「コーチング」や「NLP: Neuro Linguistic Programming（神経言語プログラミング）」などのテクニックが必要であること，そのプロセスのなかで，患者さんとの良好な信頼関係には，「アサーティブ・コミュニケーション」や「ケア・コミュニケーション」など，様々なスキルが必要なこと，などがあげられます．

　これらのもっとも基本的で基盤となる「医療面接」が，ようやく見直される時代になったのだと，少し驚きつつも，喜びを感じております．

　本書のイラストを描いていただいた小泉さよさんは，現在，雑誌の連載や，『猫ぱんち－二匹の猫との暮らし』（ベストセラーズ），『和の暮らし』（ベストセラーズ），『暮らしをもっと豊かにする七十二候の楽しみ』（世界文化社）などたくさんの本を出されて，活躍されています．

　最後に，この「医療面接」は，あくまでも患者さんとのコミュニケーションの入り口に過ぎません．コミュニケーションの世界は，まだまだ奥が深く，この本がその探求を楽しむための道標になっていただければ幸いです．

＜著者略歴＞

山田　隆文
（やまだ　たかふみ）

昭和60年　日本大学歯学部卒業
平成2年　東京医科歯科大学大学院歯学研究科大学院修了・歯学博士
現　　在　明倫短期大学歯科衛生士学科教授・教務部長
　　　　　明倫短期大学歯科衛生士学科専攻科口腔保健衛生学専攻科長
　　　　　東京医科歯科大学大学院医歯学総合研究科顎顔面外科学分野非常勤講師

〈検印廃止〉

でんたるこみゅにけーしょん
―歯科医療面接総論―

2002年12月10日　第1版第1刷発行	
2007年3月10日　第1版第2刷発行	
2011年3月10日　第1版第3刷発行	
2017年4月10日　第1版第4刷発行	

著　者　　山　田　隆　文
発行者　　木　村　勝　子
イラスト　小　泉　さ　よ
印刷・製本　シナノ印刷（株）

発行所　株式会社　学建書院

〒113-0033　東京都文京区本郷2-13-13（本郷七番館1F）
　　　　TEL（03）3816-3888　FAX（03）3814-6679
　　　　　　　http://www.gakkenshoin.co.jp

© TAKAFUMI YAMADA, 2002.　　　　　　　　ISBN978-4-7624-0631-7

JCOPY　〈(社)出版者著作権管理機構　委託出版物〉
本書の無断複写は著作権法上での例外を除き禁じられています．複写される場合は，そのつど事前に，(社)出版者著作権管理機構（電話03-3513-6969，FAX 03-3513-6979）の許諾を得てください．